国家卫生健康委员会“十三五”规划教材配套教材
全国高等学校配套教材
供基础、临床、预防、口腔医学类专业用

医学心理学
学习指导与习题集

第5版

主　　编　姚树桥

副主编　潘　芳　汤艳清　吴大兴

编　　者（以姓氏笔画为序）

王　伟（浙江大学医学院）
王　雪（四川大学华西医院）
王立菲（陆军军医大学）
王海娜（齐齐哈尔医学院）
方建群（宁夏医科大学）
冯　坤（清华大学玉泉医院）
朱熊兆（中南大学湘雅二医院）
刘　芳（昆明医科大学）
刘传新（济宁医学院）
关念红（中山大学附属三医院）
汤艳清（中国医科大学）
杜玉凤（承德医学院）
李长瑾（温州医科大学）
杨小丽（重庆医科大学）
杨艳杰（哈尔滨医科大学）
杨海龙（南京医科大学）
吴大兴（中南大学湘雅医学院）
狄　敏（天津医科大学）
张宛筑（贵州医科大学）
张曼华（首都医科大学）
陈雷音（新乡医学院）
郝树伟（北京大学医学部）
姚树桥（中南大学湘雅医学院）
栾树鑫（吉林大学第一医院）
唐峥华（广西医科大学）
康传媛（同济大学医学院）
傅文青（苏州大学医学部）
潘　芳（山东大学齐鲁医学院）
薛云珍（山西医科大学）

学术秘书　吴大兴（兼）

人民卫生出版社

图书在版编目（CIP）数据

医学心理学学习指导与习题集 / 姚树桥主编 . —5 版 . —北京：人民卫生出版社，2019

全国高等学校五年制本科临床医学专业第九轮规划教材配套教材

ISBN 978-7-117-28415-8

Ⅰ. ①医… Ⅱ. ①姚… Ⅲ. ①医学心理学 – 高等学校 – 教学参考资料 Ⅳ. ①R395.1

中国版本图书馆 CIP 数据核字（2019）第 072244 号

人卫智网	**www.ipmph.com**	**医学教育、学术、考试、健康， 购书智慧智能综合服务平台**
人卫官网	**www.pmph.com**	**人卫官方资讯发布平台**

医学心理学学习指导与习题集

第 5 版

主　　编：姚树桥
出版发行：人民卫生出版社（中继线 010-59780011）
地　　址：北京市朝阳区潘家园南里 19 号
邮　　编：100021
E - mail：pmph @ pmph.com
购书热线：010-59787592　010-59787584　010-65264830
印　　刷：天津安泰印刷有限公司
经　　销：新华书店
开　　本：787 × 1092　1/16　　**印张：**12
字　　数：315 千字
版　　次：2008 年 8 月第 1 版　　2019 年 7 月第 5 版
2019 年 9 月第 5 版第 2 次印刷（总第11次印刷）
标准书号：ISBN 978-7-117-28415-8
定　　价：32.00 元

前 言

《医学心理学学习指导与习题集》第 5 版是全国高等学校临床医学专业五年制第九轮规划教材《医学心理学》(第 7 版)的配套教材,本书主要以主教材内容为基础,并适当参考了执业医师资格考试大纲(医学人文综合部分)、全国心理治疗师考试大纲及有关教科书编写而成,为学习医学心理学课程的医学本科生、执业医师资格考试和全国心理治疗师职称考试人员提供一本有针对性的复习资料。

本书以章为单位,分学习指导和习题(附参考答案)两部分。其中学习指导包含学习目标及重点和难点内容;习题集包含名词解释、填空题、选择题和问答题。各章习题集后列有各题型的参考答案,其中问答题只列出答题要点。

本书保留了《医学心理学》(第 7 版)的参编院校大部分作者,同时根据实际需要,也增加部分青年教师,作为该学习指导与习题集的编者。有多位编者参加编写的章节由统稿人进行了统稿,第 2 章赵阿勐、第 3 章朱熊兆、第 4 章张曼华、第 5 章郝树伟、第 6 章潘芳、第 7 章杨世昌、第 10 章方建群、第 13 章汤艳清等统稿人为编写配套教材做了很大的努力,特致以衷心的感谢!

本版配套教材中仍难免存在疏漏与不足之处,我们真诚地希望使用本教材的广大教师、同学和其他读者提出宝贵的意见。

姚树桥

2019 年 1 月

目录

第一章
绪论

学习目标

1. 掌握　医学心理学的定义和研究内容；医学心理学的学科性质、特点、应用范围；医学模式转变的原因；新医学模式对健康和疾病的认识。

2. 熟悉　医学心理学的分支和相关学科；医学模式的定义；医学心理学的研究方法。

3. 了解　我国医学心理学的发展历史与现状；国内外医学模式的转变现状。

重点和难点内容

一、医学心理学概述

(一) 医学心理学概念

1. 定义　医学心理学(medical psychology)是心理学和医学相结合的学科，这门学科是将心理学的理论和技术应用于医学领域，研究心理因素在人类健康和疾病及其相互转化过程中的作用及规律的一门科学。也是根据我国医学教育发展的需要而建立起来的新兴交叉学科，它既关注心理社会因素在健康和疾病中的作用，也重视解决医学领域中的有关健康和疾病的心理或行为问题。

2. 研究范围　医学心理学既是心理学的分支学科，也是医学的分支学科。从医学的分支学科来看，医学心理学研究医学中的心理或行为问题，包括各种病人的心理或行为特点、各种疾病或不同疾病阶段的心理或行为变化等；从心理学分支学科来看，医学心理学研究如何把心理学的系统知识和技术应用于医学各个方面，包括在疾病过程中如何应用有关心理科学知识和技术来解决医学问题。

归纳起来，医学心理学的研究范围主要包括：研究心理或行为的生物学和社会学基础及其在健康和疾病中的意义；研究心身相互作用关系及其机制；研究心理社会因素在疾病过程中的作用规律；研究各种疾病过程中的心理和行为特征及变化规律；研究如何将心理学原理及技术应用于人类的健康促进及疾病防治。

3. 学科性质　医学心理学一方面是涉及多学科知识的一门交叉学科；另一方面，从基础和应用的角度来看，它既是医学的一门基础学科，也是一门临床应用学科。

4. 开设医学心理学课程的主要目的　①培养医学生的整体医学观；②掌握医学心理学研究和实践方法；③掌握问题解决的方法及应对方式。

(二) 医学心理学的相关学科

医学心理学是应我国医学教育的需要而逐渐形成的具有我国特色的新型交叉学科与国外多门学科虽存在一定的联系,但又不尽相同,因此,无法用国外某单一学科来替代。这些学科的出发点、理论依据、应用侧重点等均与我国的医学心理学存在一定的联系但又不完全一致。有的与医学心理学属于交叉学科;有的是医学心理学的分支学科;有的是相似学科;还有的则与医学心理学基本上属于独立学科。

1. 临床心理学(clinical psychology) 是指根据心理学原理、知识和技术,解决人们心理问题的应用心理学科。该学科主要借助心理测验对病人的心理和行为进行评估,并通过心理咨询和心理治疗等途径调整和解决个体的心理问题。

2. 咨询心理学(counseling psychology) 是研究心理咨询的理论观点、咨询过程及技术方法的学科,它与医学心理学有很大的重叠和交叉,可将其看做是医学心理学的应用分支学科或交叉学科。

3. 异常心理学(abnormal psychology) 又称病理心理学,研究的是病人的异常心理活动与病态行为,即用心理学原理和方法研究病态心理与行为发生、发展、变化的原因与规律,并探讨其机制,其研究成果是医学心理学某些理论和证据的重要来源,因此一般认为异常心理学是医学心理学中的一个重要的基础分支学科。

4. 健康心理学(health psychology) 是美国新建立的一门心理学分支学科,它侧重应用心理学知识与技术来增进心身健康和预防各种疾病。由于健康心理学涉及良好心理状态的保持和心理疾病的预防等问题,因而是医学心理学在预防医学中的分支,是大公共卫生的重要组成部分。

5. 行为医学(behavioral medicine) 是将行为科学技术与生物医学技术相结合的一门新兴的边缘学科。行为医学研究内容近似或甚至超过了医学心理学的范围,故可将两者看做是相似学科。

6. 心身医学(psychosomatic medicine) 从狭义上讲,心身医学是研究心身疾病的病因、病理、诊断、治疗和预防的学科,因而可被认为是医学心理学的一个重要分支。而从广义上讲,心身医学主要是研究人类在健康和疾病中的生物学、心理学和社会学等因素的相互关系,其内容几乎涉及目前整个医学心理学所包括的各个领域,在这种情况下,心身医学与医学心理学成为了相似的学科。

7. 心理生理学(psychological physiology)与生理心理学(physiological psychology) 研究心理活动与各种行为引起某些生理变化的机制的一门学科。严格而言,心理生理学研究的自变量是心理和行为活动,因变量是生理或生物学变化过程,因而不同于神经生理学和生理心理学。生理心理学则着重探讨生理活动尤其是脑神经活动所导致的心理功能的变化。心理生理学和生理心理学研究成果为医学心理学的心身中介机制提供了许多基本理论依据,是医学心理学的重要的基础分支学科。

8. 神经心理学(neuropsychology) 脑的神经过程与心理活动的关系是神经心理学研究的基本问题。传统的神经心理学侧重探讨脑损伤的定位、定性与行为的关系,主要采用行为学研究方法;而当前的神经心理学吸收了神经科学与认知心理学的最新研究成果,关注人类大脑在正常和病理状态下的外在行为变化。神经心理学的研究成果为医学心理学提供了神经科学的理论基础。

9. 护理心理学(nursing psychology) 将心理学原理和方法运用于现代护理领域。它侧重研究护理工作中的心理学问题，是医学心理学在护理工作中的分支。

二、医学模式的转变

所谓医学模式，是指医学的主导思想，包括疾病观、健康观等，并影响医学工作的思维及行为方式，使之带有一定倾向性，也影响医学工作的结果。

(一) 西方医学与生物医学模式

西方医学界主要采用自然科学的"实证加推理"的认识论和方法论来认识疾病和健康，因此，医疗活动也往往反映出明显的生物科学属性，故有人将其称为生物医学模式。生物医学为人类健康水平的提高做出了历史性贡献，也存在某些缺陷，主要是其坚持的心身二元论和自然科学的分析还原论所带来的负面影响。因为生物医学在认识论上往往倾向于将人看成是生物的人，忽视人的社会属性。在实际工作中，只重视局部器官，忽略人的整体系统；重视躯体因素而不重视心理和社会因素；在医学科学研究中较多地着眼于躯体生物活动过程，较少注意行为和心理过程，忽视心理社会因素对健康的重要作用。

(二) 生物 - 心理 - 社会医学模式

恩格尔认为生物 - 心理 - 社会医学模式是一种系统论和整体观的医学模式，它要求医学把人看成是一个多层次的、完整的连续体，也就是在健康和疾病的问题上，要同时考虑生物的、心理和行为的，以及社会的各种因素的综合作用。

(三) 医学心理学与我国医学模式的转变

由于疾病谱的变化，以及处于社会转型期，从而导致人们生活和工作压力明显增大，各种应激和心理行为障碍增加。为适应形势发展的需要，我国医学模式也必须尽快地向生物 - 心理 - 社会医学模式转变。为了促进我国医学模式的转变，从 20 世纪 80 年代初开始，国内医学院校已陆续设置医学心理学课程。全国各地许多医学工作者在自身工作领域正在积极促进医学模式的转变，并取得一定成效。

(四) 医学心理学对疾病与健康的思考

1. 人是一个完整的系统，大脑通过神经系统将全身各系统、器官、组织、细胞、蛋白、分子、基因等部分统一起来。

2. 人同时有生理活动和心理活动，心、身之间相互联系、相互作用。心理行为活动通过心身中介机制影响生理功能，同样生理活动也影响个体的心理功能。

3. 人与环境是密切联系的，人不仅是自然的人，而且也是社会的人。社会环境和自然环境的细微变化都会对人的心身健康产生剧烈影响。

4. 心理因素在人类调节和适应内外环境活动中具有一定的能动作用。人可以作为一个整体，对社会环境、自然环境和个体的内环境的变化可随时作出一些主动的适应性调整，以保持自身的健康水平。

三、医学心理学研究方法

(一) 方法学的特殊性

1. 医学心理学方法学的主要特点　①基础理论的多样性；②心理因素的主观性；③研究对象的多学科属性。

2. 医学心理学的量化方法　分为四类：①描述；②序量化；③间接定量；④直接定量。

(二) 研究过程、类型及方法

1. 研究过程 医学心理学研究过程包括提出问题和假设、收集资料、检验假设、建立理论四个步骤。具体到医学心理学临床研究,研究过程可细分为六个步骤:提出假设、选择关键变量及其检查方法、确定临床研究范式、选定研究样本、检验假设、结果的解释和发布。

2. 研究类型 研究分类方法有多种,根据研究目的分为基础研究和应用研究,根据研究性质分为描述性和控制性研究。常见的分类方法是按照研究所涉及的时间特点,将研究分为横断研究和纵向研究,前瞻性研究和回顾性研究。

3. 研究方法 在医学心理学研究中,常用的研究方法有以下几类:

(1) 个案研究:是对单一案例的研究。其优点在于研究对象少,便于进行全面、系统及深入的研究,其缺点主要是研究缺乏代表性,是非控制性观察,主观偏见降低了个案研究的效度,研究结论容易被错误应用。

(2) 相关研究:是考察两个变量间是否有联系的一种研究方法与统计技术。相关分析结果以相关系数大小表示。其优点是最适合于达到了解和预见的目的,能为实验研究确定要研究的变量,以便作进一步的研究。但最大局限性是难以证实因果关系。

(3) 实验研究:是在控制的条件下观察、测量和记录个体行为的一种研究方法,是科学研究中因果研究的最主要方法。其优点是能够最大限度地证实因果关系,弥补了个案研究和相关研究的不足。其缺点是控制的条件要求高,实施复杂、困难,实验研究过程必须严格控制无关变量。

四、医学心理学的现状与发展

(一) 我国医学心理学产生的背景

20世纪70年代末,我国众多老一代医学心理学专家根据我国医学教育的实际情况,为应对医学模式发展的需要,在推动心理科学与医学相结合从而产生医学心理学这一门新生的医学和心理学分支学科方面做出了开创性贡献。医学心理学科是我国医学教育的特色学科。

(二) 我国医学心理学科的现状

我国的医学心理学工作已逐渐扩大到基础医学、临床医学及预防医学各个领域,全国医疗、健康保健及相关机构建立了更多的医学心理咨询门诊,解决临床各科及健康领域的心理问题,反映了我国医学心理学科应用的广阔前景。

(三) 我国医学心理学科发展趋势

1. 该学科队伍人数将快速增长,学历层次会进一步提高,教育结构会有相当的变化。

2. 具有我国自主知识产权的适用临床的心理测验和计算机辅助的心理测验数量大幅增加。

3. 利用我国病理心理研究对象(包括脑损伤患者)资源的巨大优势,在心理障碍和脑损伤的病因和发病机制方面做出国际领先的成果。

4. 健康领域工作的医学心理学家将广泛参与旨在促进人们心身健康,减少损害健康的心理社会危险因素,提高人们(包括病人)生活质量的各项研究和实际工作。

(四) 我国医学心理学工作者的培养

1. 短期培训和进修班。

2. 医学心理学专业本科生培养的尝试。

3. 医学心理学专业方向研究生的培养。

习题

一、名词解释

1. 医学心理学
2. 医学模式
3. 生物 - 心理 - 社会医学模式

二、填空题

1. 医学心理学研究____________变量与健康和疾病之间的关系。

2. 医学心理学一方面是涉及多学科知识的一门________学科；另一方面，从基础和应用的角度来看，它既是医学的一门________学科，也是一门________学科。

3. 受心身二元论和自然科学的________论的影响，生物医学在认识论上往往倾向于将人看成是生物的人，忽视人的社会属性。

4. 医学心理学的量化方法可分为四类：描述；__________；__________；直接定量。

5. 医学心理学研究过程包括提出问题和假设、________、检验假设、________四个步骤。

三、选择题

【A1 型题】(单句型最佳选择题)

1. 根据教材的概念描述，医学心理学最像是
   A. 交叉学科　B. 心理学学科　C. 医学学科
   D. 精神病学科　E. 医学伦理学

2. 关于医学心理学，**不合适**的叙述是
   A. 多学科交叉学科　B. 研究心身相关的学科　C. 思想教育学科
   D. 医学基础学科　E. 医学应用学科

3. 对医学心理学的**不合适**描述是
   A. 研究心理变量与健康或疾病变量的关系
   B. 研究解决医学中的心理行为问题
   C. 关注心理社会因素在健康和疾病中的作用
   D. 研究解决精神医学中的症状问题
   E. 研究医疗过程中医患关系的特征

4. **不是**医学心理学课程开设目的的是
   A. 培养医学生的整体医学观　B. 掌握一些医学心理学研究和实践方法
   C. 掌握问题解决的方法　D. 促进心身健康
   E. 生物医学模式所导向

5. 关于医学心理学相关学科的发展历程，**不正确**的是
   A. 心身医学出现在 20 世纪 30 年代　B. 行为医学出现在 20 世纪 70 年代
   C. 健康心理学出现在 20 世纪 70 年代　D. 临床心理学出现在 20 世纪 30 年代
   E. 应激学说出现在 20 世纪 30 年代

6. 医学模式是
   A. 某一时代各种医学思想的集中反映　B. 某一时代各种医学学派的集中反映
   C. 对医学各门类的总称　D. 对医学知识和技术的总称

E. 医学工作结果的反映

7. 关于医学模式,**不正确**的描述是

A. 医学的一种主导思想　　B. 存在于近 30 年

C. 影响医学工作者的行为　　D. 包括疾病观和健康观

E. 医学模式不断发展

8. 1977 年在《科学》杂志上发表《需要一种新的医学模式——对生物医学的挑战》的作者是

A. Freud S　　B. Engel GL　　C. Wundt W

D. Pavlov I　　E. Rogers C

9. 促进医学模式转变的因素**不包括**

A. 现代人心身素质降低

B. 心脑血管病等已成为人类主要死亡原因

C. 社会发展对人的适应要求提高

D. 现代人对健康的要求提高

E. 心理社会因素与疾病的关系有深入研究

10. 与医学心理学**不相关**的学科是

A. 精神病学　　B. 护理心理学　　C. 健康心理学

D. 军事心理学　　E. 生理心理学

11. 有关生物医学模式**错误**的说法是

A. 是近代自然科学发展的结果　　B. 注重生物学因素对人的影响

C. 受宗教思想的影响　　D. 忽视人的社会属性

E. 忽视人的心理属性

12. 关于生物医学模式,**不正确**的叙述是

A. 百年来阻碍了人们对疾病原的深入了解

B. 受心身二元论和分析还原论影响

C. 在医学研究中注重生物因素影响

D. 仍在影响着大多数临床医学的诊疗思路

E. 在医学研究中忽视心理社会因素影响

13. **不符合**生物心理社会医学模式的观点

A. 注重生物心理社会因素的综合作用

B. 认为人是多层次的和完整的连续体

C. 一种系统论的医学模式

D. 一种整体观的医学模式

E. 一种还原论的医学模式

14. **不符合**生物心理社会医学模式的观点

A. 医学问题可以用心理学方法去研究

B. 现代心理疾病比躯体疾病更重要

C. 心理社会有关课程应列为医学基础教育课程

D. 注意心理因素在健康和疾病中的能动作用

E. 疾病谱发生了根本性的变化

15. 以下叙述正确的是
A. 医疗需求的提高需要新的医学模式
B. 新医学模式改变了人们的医疗需求
C. 医学心理学课程导致医学模式转变
D. 新医学模式与生物医学模式是对立的
E. 新医学模式是生物医学模式的一部分

16. **不符合**医学心理学观点的是
A. 强调心理因素在临床的主导作用
B. 强调个体内外环境因素的相互作用
C. 强调疾病过程中心身相互作用的意义
D. 强调临床医学模式改变的迫切性
E. 强调人与环境是密切联系的

17. 关于新医学模式对心身的认识，**不正确**的有
A. 人的心理对健康有能动作用
B. 社会环境对健康也有影响
C. 心身之间是相互独立的
D. 生理活动也影响个体心理功能
E. 心理特性与生物学特性都重要

18. 以下叙述**不正确**的是
A. 神经心理学主要研究大脑和心理活动的具体关系
B. 心理生理学与精神病学没有差别
C. 心理生理学主要研究心理或行为与生理变化的关系
D. 生理心理学研究心理现象的生理机制
E. 病理心理学研究病人的异常心理活动与病态行为

19. 有关心身医学的描述，**错误**的是
A. 心身医学就是医学心理学
B. 被广泛认识为就是心理生理学
C. 看做是医学心理学的重要分支
D. 研究生理和心理因素相互作用
E. 研究生理和社会因素相互作用

20. 医学心理学方法学的主要特点是
A. 基础理论的单一性
B. 常识心理学认识
C. 研究对象的多学科属性
D. 生理因素的主观性
E. 心理因素的客观性

21. 医学心理学根据研究目的分为
A. 横断研究和纵向研究
B. 描述性和控制性研究
C. 前瞻性研究和回顾性研究
D. 基础研究和应用研究
E. 个案研究与群体研究

22. 有关我国医学心理学科的描述，**错误**的是
A. 是我国医学教育的特色学科
B. 学科队伍人数将快速增长
C. 开展专业本科生培养的尝试
D. 已完成医学模式的转变
E. 执业医师考试科目之一

【A2 型题】(病例摘要型最佳选择题)

23. 某冠心病患者心绞痛发作，就诊某医院，接诊医生收集了病人发病有关的心理社会刺激因

素，及时进行心脏体格检查、心理行为检查，经过综合分析，决定采取心血管药物治疗的同时，辅助心理治疗。该医师采取的工作方式属于

A. 健康心理学　B. 心理生理学　C. 变态心理学
D. 咨询心理学　E. 医学心理学

【B1 型题】（标准配伍题）

（24~25 题共用备选答案）

A. 临床医学服务的对象是人而不是病
B. 引起疾病发生发展的主要是社会因素
C. 所有疾病发生有特殊的生物学病因
D. 心理压力是疾病发生发展的最主要因素
E. 生物与心理因素在传染病发生中起主导作用

24. 生物医学模式的特点是
25. 生物心理社会医学模式的特点是

四、问答题

1. 简述医学心理学的研究范围。
2. 简述医学模式转变的原因。
3. 试举例说明医学心理学的课程性质。
4. 简述医学心理学的常用研究方法及其优缺点。
5. 试述新的医学模式对健康和疾病的认识。

参考答案

一、名词解释

1. 医学心理学：是研究心理现象与健康和疾病关系的学科，是根据我国医学教育发展的需要而建立起来的新兴交叉学科，它既关注心理社会因素在健康和疾病中的作用，也重视解决医学领域中的有关健康和疾病的心理或行为问题。

2. 医学模式：是指医学的主导思想，包括疾病观、健康观等，并影响医学工作的思维及行为方式，使之带有一定倾向性，也影响医学工作的结果。

3. 生物 - 心理 - 社会医学模式：是一种系统论和整体观的医学模式，它要求医学把人看成是一个多层次的、完整的连续体，也就是在健康和疾病的问题上，要同时考虑生物的、心理和行为的，以及社会的各种因素的综合作用。

二、填空题

1. 心理
2. 交叉　基础　临床应用
3. 分析还原
4. 序量化　间接定量
5. 收集资料　建立理论

三、选择题

1. A　2. C　3. D　4. E　5. D　6. A　7. B　8. B　9. A　10. D
11. C　12. A　13. E　14. B　15. A　16. A　17. C　18. B　19. A　20. C

21. D 22. D 23. E 24. C 25. A

四、问答题

1. 简述医学心理学的研究范围。

答:目前,医学心理学的研究范围比较广,几乎所有医学领域都有医学心理学研究内容。概括起来,医学心理学的研究范围大致有以下几方面:

(1) 研究心理行为的生物学和社会学基础及其在健康和疾病中的意义。

(2) 研究心身相互作用机制。

(3) 研究心理行为因素在疾病过程中的作用规律。

(4) 研究各种疾病过程中的心理行为变化规律。

(5) 研究如何将心理行为知识和技术应用于人类的健康保持和疾病防治。

2. 简述医学模式转变的原因。

答:医学模式转变的原因如下:

(1) 人类死亡谱的结构发生了显著的变化。

(2) 某些致死性疾病直接或间接与包括吸烟、酗酒等不良行为有关。

(3) 现代生活节奏的不断加快,对人的内部适应能力包括保持心理的健全和情绪的平衡提出了更高的要求。

(4) 人们意识到心理活动的操作和调节对维持健康具有不可忽视的作用。

(5) 人们追求生活质量的提高,其中也包括要求心理上的舒适和健全。

3. 试举例说明医学心理学的课程性质。

答:医学心理学的课程性质如下:

(1) 交叉学科:医学心理学与许多现有的医学院校课程,包括基础医学、临床医学、预防医学和康复医学各有关课程有交叉联系。

(2) 基础学科:医学心理学揭示行为的生物学和社会学基础,心理活动和生物活动的相互作用,以及它们对健康和疾病的发生、发展、转归、预防的作用规律。

(3) 应用学科:医学心理学将心理行为科学的系统知识,包括理论和技术,结合医学实践,应用到医学的各个部门,包括医院、疗养院等,以及单独的心理门诊。

4. 简述医学心理学的常用研究方法及其优缺点。

答:在医学心理学研究中,常用的研究方法有以下几类:

(1) 个案研究:是对单一案例的研究。其优点在于研究对象少,便于进行全面、系统及深入的研究,其缺点主要是研究缺乏代表性,是非控制性观察,主观偏见降低了个案研究的效度,研究结论容易被错误应用。

(2) 相关研究:是考察两个变量间是否有联系的一种研究方法与统计技术。相关分析结果以相关系数大小表示。其优点是最适合与达到了解和预见的目的,能为实验研究确定要研究的变量,以便作进一步的研究。但最大局限性是难以证实因果关系。

(3) 实验研究:是在控制的条件下观察、测量和记录个体行为的一种研究方法,是科学研究中因果研究的最主要方法。其优点是能够最大限度地证实因果关系,弥补了个案研究和相关研究的不足。其缺点是控制的条件要求高,实施复杂、困难,实验研究过程必须严格控制无关变量。

5. 试述新的医学模式对健康和疾病的认识。

答:新的医学模式对健康和疾病的认识如下:

(1) 人或病人是一个完整的系统。

(2) 人同时有生理活动和心理活动，心、身是互相联系的。

(3) 人与环境是密切联系的，人不仅是自然的人，而且也是社会的人。

(4) 心理因素在人类调节和适应的功能活动中有能动的作用。

（吴大兴 姚树桥）

第二章
心理学基础

学习目标

1. 掌握　心理现象及其本质；感觉、知觉的概念；感觉、知觉的基本分类；记忆的概念；记忆的基本分类；遗忘及其规律；思维、想象的概念；思维、想象的基本分类；注意的概念；注意的基本分类；情绪与情感的概念、内容和类别；意志的定义；意志行动的基本过程；人格的特征；马斯洛的需要层次论。

2. 熟悉　感觉、知觉的特征；注意的特征；错觉；想象的功能；几个常用的情绪理论；意志行动的基本特征；影响人格形成的因素、动机冲突、气质类型的分类方法。

3. 了解　感受性和感觉阈限；思维的过程；情绪与人类行为和健康的关系；意志的品质；人格特质理论；能力的概念和分类；心理的生物学基础；心理的社会学基础。

重点和难点内容

一、心理现象及其本质

1. 心理现象是个体心理活动的表现形式，一般把心理现象分为两类，即心理过程和个性特征。

2. 心理过程包括认知过程、情感过程与意志过程。个性特征包括人格倾向性、人格特征与自我意识系统。

3. 心理是脑的功能，是脑对客观现实主观的、能动的反映。

二、认知过程

认知过程是指人们获得知识或应用知识的过程，或信息加工的过程，这是人的最基本的心理过程，它包括感觉、知觉、记忆、想象、思维和语言等。

（一）感觉

1. 感觉　人脑对直接作用于感觉器官的客观事物的个别属性的反映，是最基本的认知过程。根据刺激的来源可把感觉分为外部感觉和内部感觉。外部感觉是由外部刺激作用于感觉器官引起的感觉，包括视觉、听觉、嗅觉、味觉和皮肤觉。内部感觉是由有机体内部的刺激所引起的感觉，包括运动觉、平衡觉、内脏感觉（包括饥渴、饱胀、窒息等）。

2. 感受性与感觉阈限　感受性也叫感觉的敏锐程度，是感受器对刺激的感受能力。感觉阈限是衡量感觉能力的客观指标，可分为绝对感觉阈限和差别感觉阈限。

3. 感觉的适应 指由于刺激物对感受器的持续作用使感受性发生变化(感受性提高或降低)的现象,就是感觉的适应。

4. 感觉的对比 指同一感觉器官在不同刺激物的作用下,感受性在性质和强度上发生变化的现象。

5. 感觉的相互作用 某种感觉器官受到刺激而对其他器官的感受性造成影响,或使其升高或降低。

6. 感受性的补偿与发展 感受性的补偿是指当某种感受器受到损伤之后,在社会生活与实践活动的影响下,其他感受器的感受性大大提高的现象。

7. 联觉 当一种感觉器官受到刺激而产生一种特定感觉的同时又产生另外一种不同的感觉,如颜色的感觉就具有冷暖感、远近感等。

(二) 知觉

1. 知觉 是人脑对直接作用于感觉器官的客观事物的整体属性的反映,它是一系列组织并解释外界客体和事件产生的感觉信息的加工过程。根据知觉反映客观事物特性的不同,我们可以把知觉分为空间知觉、时间知觉和运动知觉。

2. 知觉的基本特性 包括选择性、整体性、理解性和恒常性。

3. 错觉 在客观事物刺激作用下产生的对刺激的主观歪曲的知觉,是不正确的知觉。

(三) 注意

1. 注意 心理活动对一定对象的指向和集中。注意本身不是一种独立的心理活动,它不能单独进行或完成,它是心理活动的一种属性或特性,指向性和集中性都是注意的基本特征。

2. 注意的功能与外部表现 注意有选择功能、保持功能及对活动的调节和监督功能,注意是一种内部心理状态,可以通过人的外部行为表现出来。

3. 注意的分类 分为无意注意、有意注意和有意后注意。

4. 注意的品质 良好的注意应具有适当的范围、比较稳定、善于分配和主动转移四个品质。

5. 注意广度 指在单位时间内(0.1 秒)能够清楚地把握的对象数量。在 0.1 秒的时间内,人眼只能知觉对象一次,那么这一次知觉到的数量就是注意的范围。正常成人能注意到 4~6 个毫无关联的对象。

6. 注意的稳定性 指在同一对象或同一活动上注意所能持续的时间,这是注意品质在时间上的特性。保持的时间越长,表明注意的稳定性越好。

7. 注意分配 指在同一时间内人把注意同时指向两种或两种以上活动或对象中去的能力。

8. 注意转移 指个体有目的地、主动地把注意从一个对象转移到另一个对象。注意转移的速度主要取决于注意的紧张性和引起注意转移的新的刺激信息的性质。

(四) 记忆

1. 记忆 是指在头脑中积累和保持个体经验的心理过程。从信息加工的观点看,记忆是人脑对外界输入的信息进行编码、储存和提取的过程。根据记忆的内容不同,记忆可分为形象记忆、逻辑记忆、情绪记忆和运动记忆。根据记忆中信息保持时间的长短,将记忆分为感觉记忆、短时记忆和长时记忆。根据记忆时空关系的方式分类将长时记忆分为两类:情景记忆和语义记忆。根据记忆获得的方式以及提取时是否需要意识的参与,将记忆分为陈述性记忆和程序性记忆两种。

2. 记忆的基本过程 包括识记、保持、再认和再现(回忆)。

3. 遗忘 记忆的内容不能保持或提出时有困难称为遗忘。遗忘可分为暂时性遗忘和永久性遗忘。

4. 艾宾浩斯遗忘曲线 学习后最初一段时间遗忘快,随时间推移和记忆材料的数量减少,遗忘便渐渐缓慢,最后稳定在一定水平上。遗忘的规律与特点如下:遗忘进程先快后慢,遗忘的多少与记忆材料的性质和长度有关,遗忘的多少与个体的心理状态有关,遗忘与个体的学习程度和学习方式有关。

(五) 思维

1. 思维 人脑间接地、概括地对客观事物的反映。间接性和概括性是思维过程的主要特征。

2. 思维的分类 根据思维方式分类分为动作思维、形象思维和抽象思维;根据思维探索答案的方向(思维的指向性)分为聚合思维(求同思维)和发散思维(求异思维)。根据思维的独立程度可分为常规思维和创造性思维。

3. 思维过程 包括分析与综合、比较和分类、抽象与概括。

(六) 想象和表象

1. 想象 对大脑中已有表象进行加工改造,形成新形象的过程。想象有形象性和新颖性的特点,是一种创造性的反映客观现实的形式。

2. 想象的种类 根据产生想象时有无明确的目的性,可以把想象划分为有意想象和无意想象。

3. 表象 指曾经感知过的事物在大脑中留下的映象。表象具有直观性、概括性和可操作性的特点。表象是想象的素材,但想象不是表象的简单再现,而是对表象进行加工改造,重新组合形成新形象的过程。

习题

一、名词解释

1. 感觉
2. 知觉
3. 记忆
4. 思维
5. 注意

二、填空题

1. 一般把心理现象分为________和________两个互相联系不可分割的方面。

2. 脑是心理________,心理是脑的________。

3. 感觉适应的一般规律是持续作用的强刺激使感受性________,持续作用的弱刺激使感受性________。

4. 知觉是人脑对当时直接作用于感觉器官的客观事物________的反映。

5. 错觉是在特定条件下所产生的对客观事物________的知觉。

6. 根据储存时间长短,记忆可以分为________、短时记忆与长时记忆。

7. 根据输入信息编码________不同和________的长短分成三种记忆阶段或系统。

8. 思维具有概括性和________两个重要特征。

9. 在头脑中将事物的整体属性分解为部分的心理活动是________,而把事物的各部分组合在一起来进行认识的思维过程是________。

10. 注意是心理活动对一定对象的________和________。

11. 注意可分为不随意注意、____________和随意后注意。

三、选择题

【A1 型题】(单句型最佳选择题)

1. 根据刺激的来源可把感觉分为
   A. 视觉、听觉　B. 外部感觉与内部感觉
   C. 视觉、听觉、嗅觉、味觉　D. 运动觉、平衡觉和机体觉
   E. 味觉、嗅觉
2. 感觉是人脑对直接作用于感觉器官的客观事物什么的反映
   A. 真实属性　B. 抽象属性　C. 整体属性
   D. 所有属性　E. 个别属性
3. 知觉是人脑对直接作用于感觉器官的客观事物什么的反映
   A. 真实属性　B. 抽象属性　C. 整体属性
   D. 所有属性　E. 个别属性
4. 以下哪个是在客观事物刺激作用下产生的对刺激的主观歪曲的知觉,是**不正确**的知觉
   A. 知觉　B. 联觉　C. 感觉
   D. 错觉　E. 幻觉
5. 以下哪个是心理活动对一定对象的指向和集中
   A. 注意　B. 知觉　C. 感觉
   D. 记忆　E. 想象
6. 以下哪个是指在头脑中积累和保持个体经验的心理过程
   A. 注意　B. 记忆　C. 知觉
   D. 感觉　E. 想象
7. 遗忘进程是
   A. 均衡减退　B. 先慢后快　C. 快速减退
   D. 先快后慢　E. 缓慢减退
8. 以下是人脑间接地概括地对客观事物反映的是
   A. 注意　B. 知觉　C. 感觉
   D. 记忆　E. 思维
9. 以下哪个是对大脑中已有表象进行加工改造,形成新形象的过程
   A. 注意　B. 记忆　C. 知觉
   D. 感觉　E. 想象
10. 以下哪个是指曾经感知过的事物在大脑中留下的映象
   A. 表象　B. 记忆　C. 知觉
   D. 感觉　E. 想象

【A2 型题】

1. 我们感觉到的“沉重的乐曲”“甜蜜的笑容”等,这种现象叫
   A. 感觉适应　B. 感觉补偿　C. 感觉对比
   D. 联觉　E. 感觉相互作用
2. “戴着眼镜找眼镜、戴着帽子找帽子”,这种现象叫
   A. 感觉适应　B. 感觉补偿　C. 感觉对比

D. 联觉　E. 感觉相互作用

3. 美国妇女海伦·凯勒盲聋哑俱全，但其手指触觉却发展的极其敏锐，她能用手指敲击感同人谈话，经过努力终于成为著名的教育家，这一案例说明了以下哪个现象

A. 感觉适应　B. 感觉补偿　C. 感觉对比
D. 联觉　E. 感觉相互作用

4. “眼观六路、耳听八方”是指的注意的什么品质

A. 适当的范围　B. 比较稳定　C. 意志努力
D. 善于分配　E. 主动转移

5. “当你坐在正在开着的火车上，看车窗外的树木时，会以为树木在移动”，这一现象是

A. 知觉　B. 联觉　C. 感觉
D. 幻觉　E. 错觉

6. “经过严格训练的外科医生可以集中注意在手术部位达数小时之久”，这一现象体现的是注意的什么品质

A. 适当的范围　B. 稳定性　C. 意志努力
D. 善于分配　E. 主动转移

【B1 型题】

1. 外部感觉包括

A. 视觉　B. 听觉　C. 嗅觉
D. 味觉　E. 皮肤觉

2. 内部感觉包括

A. 视觉　B. 运动觉　C. 平衡觉
D. 味觉　E. 内脏觉

3. 根据知觉反映的客观事物的特性的不同，我们可以把知觉分为

A. 空间知觉　B. 距离知觉　C. 时间知觉
D. 方位知觉　E. 运动知觉

4. 知觉的基本特性有

A. 选择性　B. 整体性　C. 理解性
D. 恒常性　E. 可变性

5. 良好的注意应具有什么品质

A. 适当的范围　B. 比较稳定　C. 意志努力
D. 善于分配　E. 主动转移

6. 按记忆的内容分类，可把记忆分为

A. 形象记忆　B. 逻辑记忆　C. 情绪记忆
D. 运动记忆　E. 短时记忆

7. 按记忆加工的方式或保持时间的长短分类，可把记忆分为

A. 长时记忆　B. 感觉记忆　C. 情绪记忆
D. 运动记忆　E. 短时记忆

8. 记忆的基本过程包括

A. 识记　B. 保持　C. 回忆
D. 遗忘　E. 修改

9. 根据思维方式分类,可把思维分为

A. 动作思维　B. 常规思维　C. 抽象思维

D. 创造思维　E. 形象思维

10. 根据思维的独立程度分类,可把思维分为

A. 动作思维　B. 常规思维　C. 抽象思维

D. 创造思维　E. 形象思维

四、问答题

1. 简述心理的实质。
2. 简述感觉和知觉之间的关系。
3. 简述艾宾浩斯遗忘曲线。

参考答案

一、名词解释

1. 感觉:人们对事物个别属性和特性的认识。

2. 知觉:人们对事物整体及其联系与关系的认识,它建立在感觉的基础上,但不是感觉的简单相加。

3. 记忆:在头脑中积累和保存个体经验的心理过程,从信息加工的观点看,它是对外界信息进行编码、存储和提取的过程。

4. 注意:是心理活动或意识对一定对象的指向和集中。

5. 思维:借助语言、表象或动作实现的、对客观事物概括的和间接的认识,是认识的高级形式。

二、填空题

1. 心理过程　心理特征
2. 产生的器官　功能
3. 降低　提高
4. 整体
5. 歪曲
6. 感觉记忆
7. 方式　存储时间
8. 间接性
9. 分析　综合
10. 指向　集中
11. 随意注意

三、选择题

【A1 型题】

1. B　2. E　3. C　4. D　5. A　6. B　7. D　8. E　9. E　10. A

【A2 型题】

1. D　2. A　3. B　4. D　5. E　6. B

【B1 型题】

1. ABCDE　2. BCE　3. ACD　4. ABCD　5. ABDE　6. ABCD

7. ABE　　8. ABC　　9. ACD　　10. BD

四、问答题

1. 简述心理的实质。

答:心理的实质是脑的功能,是大脑对客观现实的反映。

(1) 心理是脑的功能:人对事物的感觉、知觉、记忆、思维都是在脑中进行的,外界刺激提供的信息需要经过大脑的加工才能产生人脑的心理。

(2) 心理是客观现实的主观能动反映:客观现实是心理的源泉和内容,没有客观现实就没有心理;心理是对客观现实主观、能动的反映,心理是人脑对客观现实的主观映象。心理的内容是客观现实的,但心理又有主观的一面。因为对客观现实的反映总是由主体进行的,总是受到个体经验、个性特征和自我意识等多种因素的影响。

2. 简述感觉和知觉之间的关系。

答:感觉和知觉之间的关系可从两个方面进行阐述:

(1) 感觉和知觉的区别表现为:感觉是人脑对客观事物的个别属性的反映,而知觉是人脑对客观事物的各个属性的综合整体的反映;人的感觉是生理心理活动,一般知识经验对感觉的产生影响不大,而知觉则以知识经验为基础,是知觉产生的不可或缺的条件。

(2) 感觉和知觉的联系表现为:感觉是知觉产生的基础,是知觉产生的基本条件,没有对客观事物个别属性反映的感觉,就不可能有反映客观事物整体的知觉;知觉是感觉的深入与发展,但并非是感觉的简单相加,它是在个体知识经验的参与下以及个体心理特点,如需要、动机、兴趣、情绪状态等影响下产生的。

3. 简述艾宾浩斯遗忘曲线。

答:艾宾浩斯遗忘曲线表明:

(1) 学习后最初一段时间遗忘快,随时间推移和记忆材料的数量减少,遗忘便渐渐缓慢,最后稳定在一定水平上。

(2) 遗忘的规律与特点如下:遗忘进程先快后慢,遗忘的多少与记忆材料的性质和长度有关,遗忘的多少与个体的心理状态有关,遗忘与个体的学习程度和学习方式有关。

(冯正直　王立菲)

三、情绪和情感过程

(一) 情绪(emotion)和情感(affection)的概念

情绪和情感是指人对客观事物的态度体验,是人的需要是否得到满足的反映。情绪和情感在概念上也存在一定的区别,主要表现在:①情绪的产生与生理性需要能否得到满足有关;情感多与人的社会性需要相联系。②情绪具有明显的情境性,一般由情境所引起,具有不稳定性;情感一般不受情境所左右,具有稳定性、深刻性。③情绪比情感强烈,具有冲动性和明显的外部表现。

(二) 情绪、情感的内容

包括内心体验和外部表现(表情)两部分,情绪伴有明显的生理变化。

(三) 情绪、情感的类别

基本的情绪形式为快乐、悲哀、愤怒和恐惧;情绪状态可分为心境(mood)、激情和应激(stress);社会性情感可分为道德感(moral feeling)、理智感(rational feeling)和美感(aesthetic feeling)。

(四) 情绪理论

简述了詹姆斯 - 兰格理论、坎农 - 巴德理论及情绪的认知理论。对情绪的脑机制主要介绍了情绪的边缘系统学说。

(五) 情绪与人类行为和健康

情绪和情感对人类的行为、社会交往和环境适应力具有重要的调节作用;情绪伴有明显的生理反应,直接关系到心身健康。

四、意志过程

(一) 意志(will)的定义

意志是人们自觉地确定目的,根据目的支配、调节自己的行动,克服困难努力实现目的的心理过程。

(二) 意志行动的基本过程

包括准备阶段和执行阶段。

(三) 意志行动的基本特征

意志行动是有自觉目的的行动;意志行动总是与克服困难相联系的;意志行动是以随意运动为基础的。

(四) 意志的品质

主要包括意志的自觉性、果断性、坚韧性和自制性。

习题

一、名词解释

1. 心境
2. 应激
3. 理智感
4. 意志

二、选择题

【A1 型题】(单句型最佳选择题)

1. “一见钟情” 指的是

A. 心境 B. 激情 C. 应激
D. 美感 E. 情绪

2. 情感是与人的一些需要相联系的态度体验,这类需要属于

A. 自然性需要 B. 生理性需要 C. 社会性需要
D. 精神性需要 E. 本质性需要

3. 情绪的特点不包括

A. 情绪具有较大的冲动性 B. 情绪常伴有生理性变化
C. 情绪的产生有一定的情境性 D. 情绪是人所特有的
E. 情绪的变化反映情感的深度

4. 下列与情感有关的特征是

A. 情感伴有生理性变化 B. 情感冲动性较大
C. 情感的产生有较大的情境性 D. 情感与社会需要的满足有关
E. 情感与生理需要是否满足相联系

5. 人既有情绪又有情感，是因为
A. 人既有生理需要又有社会需要 B. 情绪是情感的外在表现
C. 情绪冲动性大，情感少冲动 D. 情感受到情绪的制约
E. 情绪的变化反映情感的深度

6. 激情是
A. 快乐情绪 B. 负性情绪 C. 积极的情绪
D. 短暂暴发的情绪 E. 正性情绪

7. 心境是一种
A. 正性情绪 B. 负性情绪 C. 情感状态
D. 情绪状态 E. 是关于某一事物的特定体验

8. “忧者见之则忧，喜者见之则喜”是指
A. 激情 B. 心境 C. 情感
D. 情操 E. 情绪

9. 为科学研究中发现新线索、学习中有了新进展而陶醉，属于
A. 理智感 B. 美感 C. 道德感
D. 自豪感 E. 愉悦感

10. 比较微弱又比较持久的情绪状态指的是
A. 情绪 B. 心境 C. 应激
D. 激情 E. 情感

11. 按照现代心理学界的标准，四项基本情绪是
A. 忧虑、快乐、悲哀和愤怒 B. 忧虑、快乐、悲哀和恐惧
C. 忧虑、快乐、恐惧和愤怒 D. 快乐、悲哀、恐惧和愤怒
E. 喜悦、愤怒、忧愁、悲伤

12. 情感要比情绪
A. 表现强烈 B. 有明显的外部表现
C. 有明显的生理变化 D. 稳定而深刻
E. 更有冲动性

13. 一个人办事总是优柔寡断、患得患失和草率从事，这属于意志品质的
A. 自觉性 B. 坚韧性 C. 果断性
D. 自制性 E. 理智性

14. 某人处事盲从、随波逐流，这属于意志品质的
A. 自觉性 B. 坚韧性 C. 果断性
D. 自制性 E. 理智性

15. 意志行动是一种
A. 随意活动 B. 不随意活动 C. 言语活动
D. 内脏活动 E. 脑力活动

三、问答题

1. 论述情绪与情感的异同。
2. 简述人的意志基本品质。
3. 简要叙述意志行动的基本特征。

参考答案

一、名词解释

1. 心境:是指是一种微弱、持久和弥漫性的情绪体验状态,它不是关于某一事物的特定的体验,而是以同样的态度体验对待一切事物。

2. 应激(stress):是指个体对某种意外的环境刺激所做出的适应性反应,是个体觉察到环境的威胁或挑战而产生的适应或应对反应。

3. 理智感(rational feeling):是在认识和评价事物过程中所产生的情感。它是人们学习科学知识、认识和掌握事物发展规律的动力。

4. 意志:是指人们自觉地确定目标,有意识地支配、调节行为,通过克服困难以实现预定目标的心理过程。

二、选择题

【A1 型题】

1. B　2. C　3. D　4. D　5. A　6. D　7. D　8. B　9. A　10. B
11. D　12. D　13. C　14. A　15. A

三、问答题

1. 论述情绪与情感的异同。

答:情绪和情感以前曾统称为感情,它既包括感情发生的过程,也包括由此产生的各种体验,因而用单一的感情概念难以全面表达这种心理现象的全部特征。现代心理学分别采用情绪和情感来表达感情的不同方面。情绪和情感的区别在于情绪与生理需要是否满足相联系,而情感与社会需要是否满足相联系;情绪具有情境性,而情感具有稳定性、深刻性;情绪带有更多的冲动性和外显的反应,而情感则显得更加深沉和内隐;稳定的情感是在情绪的基础上发展起来的,又通过情绪反应得以表达,情绪的变化往往反应情感的深度。情绪主要指感情的过程,也就是脑的神经机制活动的过程。情绪代表了感情的种系发展的原始方面,所以情绪的概念可用于动物和人。而情感的概念是感情的"觉知"方面,集中表达感情的体验和感受。情绪和情感又是人类社会历史发展的产物,而且情感是人才具有的高级心理现象。

2. 简述人的意志基本品质。

答:(1) 自觉性:它是指能主动地支配自己的行动,使其能达到既定目标的心理过程。

(2) 果断性:意志的果断性是指人善于明辨是非,迅速而合理地采取决断,并实现目的的品质。

(3) 坚韧性:是指一个人能长期保持充沛的精力,战胜各种困难,不屈不挠地向既定的目的前进的品质。

(4) 自制性:是指一种能够自觉地、灵活地控制自己的情绪和动机,约束自己的行动和语言的品质。

3. 简要叙述意志行动的基本特征。

答:(1) 意志行动具有明确的目的性,这是意志活动的前提。人不同于一般动物,不是消极被动地适应环境,而是积极能动地改造世界,成为现实的主人。人为了满足某种需要而预先确定目的,并有计划地组织行动来实现这一目的。这种自觉的目的性还表现在是能动性表现。

(2) 意志是与克服困难相联系的,这是意识活动的核心。在实际生活中,并不是人的所有有目的的行动都是意志的表现,有的行动虽然也有明确的目的,如果不与克服困难相联系,就不属于意志行动。

(3) 意志行动是以随意活动为基础的。人的活动可分随意活动和不随意活动两种。随意运动是指可以由人的主观意识控制的运动,主要是由支配躯体骨骼肌的自主神经控制的躯干四肢的运动。意志行动是有目的的行动,这就决定了意志行动是受人的主观意识调节和控制的。

（王　雪）

五、人格

(一) 概述

1. 定义　人格(personality)是指一个人的整个精神面貌,具有一定倾向性的、稳定的心理特征的总和。

2. 人格的特征　独特性与共同性:独特性除了人的遗传因素外,还表现出成长过程中的各种特色。共性是在一定的群体环境、社会环境、自然环境中逐渐形成的,并具有稳定性和一致性,它制约着个人的独特性特点。

(1) 社会性与生物性:人格反映一个人生活环境中的社会文化特点,体现出个人的社会化程度和其角色行为,脱离了人类社会实践活动,不可能形成人的人格。

(2) 稳定性与可塑性:人格结构比较稳定,对人的行为的影响是长期、一贯性的。但是人格并非一成不变,随着现实发生或多或少的变化,这种变化比较缓慢。

(3) 整体性:人格诸多心理特征相互影响、相互制约,组成个体复杂的人格结构体系。

3. 人格心理结构　包括性倾向性、心理特征和自我调节系统。

(1) 人格倾向性:是决定人对客观事物的态度和行为的基本动力。人格心理结构中最活跃的因素包含需要、动机、兴趣、理想、信念和世界观等。

(2) 人格心理特征:个体心理活动中比较稳定的心理特点,反映了人的心理活动的独特性。主要包含能力、气质和性格。

(3) 自我调节系统:自我调节系统的核心是自我意识。通过自我感知、自我评价和自我分析、自我控制等对人格的各种心理成分进行调节和控制,使人格心理诸成分整合成一个完整的结构系统。

4. 影响人格形成的因素　遗传素质是人格形成和发展的自然基础,社会生活环境和实践活动是人格发展的决定因素。

5. 人格特质理论　受不同心理学派的理论体系影响,形成了众多的人格特质理论。

(1) 卡特尔的特质理论:卡特尔通过群集分析法和因素分析法将人的特质分为表面特质与根源特质。表面特质是指能够直接从外部观察到的个体的特质,其特点是经常发生,可以从外部直接观察到的外显行为,卡特尔通过研究提出人的表面特质共有35个。根源特质则是隐藏在表面特质背后并制约着表面特质的特质。它是人格结构体系中最重要的部分。

(2) 艾森克人格维度理论:英国心理学家艾森克(Eysenck HJ)认为人格由外向—内向维度(简称外内向维度,用E表示)和情绪稳定—不稳定维度(简称情绪维度,用N表示)两个基本维度构成。

(3) 大五人格理论:外向性(extroversion)、随和性(agreeableness)、尽责性(conscientious)、神经质(neuroticism)和开放性(openness to experience)5个部分(OCEAN)。

(二) 需要

需要(need)是个体对生理的和社会的客观需求在人脑的反映,是个体的心理活动与行为的基本动力。一般把需要分为生理性需要(机体需要、自然性需要)和社会性需要。根据需要的对象,还可以把需要分为物质的需要和精神的需要。

马斯洛的需要层次论　美国人本主义心理学家马斯洛曾提出需要的层次论。

1. 生理的需要　生理的需要是个体生存必不可少的需要，具有自我和种族保存的意义。其中以饥饿和渴的需要为主。

2. 安全的需要　包括对生命安全、财产安全、职业安全和心理安全的需要。

3. 归属和爱的需要　归属的需要就是参加一定的组织，依附于某个团体等。爱的需要包括接受他人和给予他人爱的需求。

4. 尊重的需要　是个体对自身价值的认同，包括自我尊重和他人尊重两个方面。

5. 自我实现的需要　指个体的潜能和才赋得到充分的发挥。

(三) 动机与挫折

1. 定义　动机(motivation)是引起和维持个体的活动，并使活动朝着一定目标的内部心理动力。

2. 动机冲突　同一时间内人们常常存在着两种或多种非常相似或相互矛盾的动机。动机冲突有四种基本形式。

(1) 双趋冲突：两个目标具有相同的吸引力，引起同样强度的动机。但由于受条件等因素的限制，无法同时实现，二者必择其一，即所谓“鱼和熊掌不可兼得”。

(2) 双避冲突：一个人同时受到两种事物的威胁，产生同等强度的逃避动机，但迫于情势，必须接受其中一个，才能避开另一个，处于左右为难、进退维谷的紧张状态。

(3) 趋避冲突：一个人对同一事物同时产生两种动机，即向往得到它，同时又想拒绝和避开它。

双重趋避式冲突：遇到多个目标，每个目标对自己都有利也都有弊，反复权衡拿不定注意所产生的冲突。

3. 挫折　动机受到干扰阻滞、被迫暂时放弃或完全受阻所导致的需要不能满足的情绪状态。

(四) 能力

1. 定义　能力(ability)是人格的重要组成部分，是人顺利地完成某种活动所必备的心理特征。

2. 一般能力和特殊能力　一般能力是指在任何活动中都必须具备的能力。具体表现为观察力、注意力、记忆力、想象力和思维能力五个方面。特殊能力是指在某种专门活动中所表现出的能力。它是顺利完成某种专业活动的心理条件。

3. 实际能力和潜在能力　已经表现出的为实际能力；通过个体的发展成熟和学习实践可能发展的能力称为潜在能力。

4. 能力发展的个别差异　人口统计学研究表明，能力在人群中表现为两头小，中间大的常态分布。各种能力都有发展水平上的差异。

(1) 能力表现早晚的差异：人的能力发挥有早有晚。

(2) 能力的类型差异：不同的人在完成同一活动时可能采取的途径不同；不同的人在完成同一种活动时能力的组和因素不同。

5. 智力(intelligence)　属于一般能力，是指认识方面的各种能力的综合，其核心是抽象逻辑思维能力。

(五) 气质与性格

1. 气质的定义　气质(temperament)是典型的、稳定的心理活动的动力特性。

2. 气质的特征　可概括为以下几点：①感受性，即人对外界刺激的感觉能力；②耐受性，这是指人在经受外界刺激作用时表现在时间和强度上的耐受程度；③反应的敏捷性，主要指不随意注意及运动的指向性，心理反应及心理活动的速度、灵活程度；④行为的可塑性，这是指人依据外界事物的变化情况而改变自己适应性行为的可塑程度；⑤情绪兴奋性，它包括情绪兴奋性的强弱和情绪外露的程度两方面；⑥外倾性与内倾性，外倾的人动作反应、言语反应、情绪反应倾向于外，内倾的人表现则相反。

3. 气质的类型　古希腊著名医生希波克拉底提出的气质体液学说。根据体内血液、黏液、黑胆汗和黄胆汁四种体液的不同比例将气质分为多血质、胆汁质、黏液质和抑郁质。这种提法虽然缺乏严谨的科学依据，但在日常生活中确实可以见到这四种气质类型的人。

4. 气质类型的生理机制　俄国生理学家巴甫洛夫提出的高级神经活动类型学说。认为高等动物大脑皮质神经活动的基本过程是兴奋和抑制过程。它具有三种基本特性：强度、灵活性和平衡性。由于这三个基本特性的不同组合，构成高级神经活动的四种基本类型。

5. 气质的意义　任何一种气质都有其积极和消极的两个方面。气质不决定一个人社会活动的价值及其成就的高低。不同的气质类型对人的身心健康有不同的影响。

6. 性格的定义　性格（character）是个体在生活过程中形成，对客观现实稳固的态度以及与之相适应的习惯了的行为方式。

7. 性格的特征　性格是十分复杂的人格心理特征，主要有以下四个方面。

(1) 对现实态度方面的性格：现实态度的性格特征主要表现在对各种社会关系的处理上。

(2) 性格的情绪特征：包含情绪活动的强度，表现在受情绪感染和支配的程度，以及情绪受意志控制的强度；情绪的稳定性，表现在情绪起伏和波动的程度；情绪的持久性，表现为情绪被激发后持续时间的长短程度；主导心境，对现实态度所形成的稳定而持久的主要情绪状态。

(3) 性格的意志特征：个体对自己行为自觉调整和控制的水平特点。

(4) 性格的理智特征：人们在感知觉、记忆、思维和想象等认知过程中所表现出来的个别差异。

8. 性格的形成和发展　人的性格是在社会生活环境中，通过社会实践活动在外界生活条件和人的心理活动的相互作用之中形成发展起来的，与家庭、学校教育、社会信息等影响有关。

习题

一、名词解释

1. 人格
2. 动机
3. 挫折
4. 能力
5. 智力
6. 气质
7. 性格

二、填空题

1. 动机产生的两个条件是__________和__________。
2. 人格形成的标志是__________和__________。
3. 强、不平衡、灵活的神经活动类型所对应的气质类型是__________。
4. 根据动机在活动中所起作用的大小，可分为__________、__________。

5. 人格心理结构包括＿＿＿＿＿＿、＿＿＿＿＿＿、＿＿＿＿＿＿。
6. 自我意识的特性有＿＿＿＿＿＿、＿＿＿＿＿＿、＿＿＿＿＿＿。

三、选择题

【A1 型题】(单句型最佳选择题)

1. 不属于性格特征的一个类型是
A. 意志特征　B. 态度特征　C. 理智特征
D. 遗传特征　E. 情绪特征

2. 下列哪项不是 A 型行为特征
A. 随遇而安　B. 性情急躁　C. 争强好胜
D. 对人有敌意　E. 时间紧迫感

3. 关于气质下列哪项**错误**
A. 是天生具有的与别人不同的解剖生理上稳定的心理特征
B. 决定了人的社会价值
C. 具有灵活性
D. 具有持久性
E. 具有平衡性

4. 一个术前患者既想通过手术解除病痛,又担心手术会影响机体的某些功能。所形成的动机冲突是
A. 双趋冲突　B. 双避冲突　C. 趋避冲突
D. 双重趋避冲突　E. 单纯型冲突

5. 根据巴甫洛夫的高级神经活动类型说,黏液质的神经过程基本特征是
A. 强、不均衡型　B. 弱型　C. 强、均衡、灵活型
D. 强、均衡、不灵活型　E. 强型

6.《红楼梦》中的林黛玉,其动作稳定缓慢,观察事物细致入微,敏感多疑,孤独多虑,情感体验深刻而持久。根据高级神经活动类型学说,其神经活动类型属于
A. 兴奋型　B. 抑制型　C. 活泼型
D. 安静型　E. 恐惧型

7. 张飞、李逵等人物遇事冲动、性情直率、敢作敢为,其气质类型属于
A. 多血质　B. 黏液质　C. 胆汁质
D. 抑郁质　E. 混合质

8. 一个人所表现出的同情心或自私、诚实或虚伪的性格特征属于
A. 性格的态度特征　B. 性格的理智特征　C. 性格的情绪特征
D. 性格的意志特征　E. 性格的差异特征

9. 艾森克的人格理论注重研究人格维度,并找到了两个人格维度,即
A. 智力维度和情绪维度　B. 情绪稳定性维度和内外向维度
C. 内外向维度和稳定性维度　D. 稳定性维度和情绪维度
E. 情感的社会性维度和创造性维度

10. 卡特尔人格理论把特质区分为
A. 独特特质和根源特质　B. 独特特质和共同特质
C. 表面特质和根源特质　D. 表面特质和共同特质

E. 生理特质和心理特质

11. 人的社会化主要影响因素为

A. 遗传 家庭 社会环境　　B. 家庭和父母 学校 社会环境

C. 父母 老师 朋友　　D. 家庭 学校 单位

E. 老师 学校

12. 动机受干扰阻滞,被迫放弃而导致需要无法满足的负性情绪状态为

A. 动机冲突　　B. 抑郁　　C. 挫折

D. 焦虑　　E. 恐惧

13. 人格形成的标志是

A. 智力发育正常　　B. 人际关系和谐

C. 自我意识的形成和社会化　　D. 适应环境和情绪稳定

E. 完成学业

14. 在马斯洛的需要层次论中,追求成就的需要属于

A. 安全需要　　B. 归属和爱的需要　　C. 尊重需要

D. 自我实现需要　　E. 生理需要

15. 下列各项**不属于**社会性需要的是

A. 对休息的需要　　B. 对劳动生产的需要　　C. 对社会交往的需要

D. 对文化学习的需要　　E. 对食物的需要

16. 盲目的轻信别人属于

A. 意志的果断性差　　B. 意志的自制性差　　C. 意志的坚韧性差

D. 意志的目的性差　　E. 意志的自觉性差

四、问答题

1. 如何正确地认识人格的特征?
2. 举例说明影响人格形成与发展的因素。
3. 论述挫折产生的原因及影响因素。

参考答案

一、名词解释

1. 人格:是指一个人整个的精神面貌,即具有一定倾向性的、稳定的心理特征的总和。需要是有机体对内外环境的客观需求在头脑中的反映。

2. 动机:是一种驱使人进行活动,从而满足需要、达到目标的内部动力。

3. 挫折:是一种动机被干扰受阻导致需要不能满足的情绪状态。

4. 能力:是人顺利地完成某种活动所必备的心理特征。

5. 智力:属于一般能力,是指认识方面的各种能力的综合,其核心是抽象逻辑思维能力。

6. 气质:是典型的、稳定的心理活动的动力特征。

7. 性格:是个人对客观现实稳定的态度及与之相适应的习惯化的行为方式。

二、填空题

1. 需要 诱因
2. 自我意识的形成 社会化

3. 胆汁质
4. 主导动机 辅助动机
5. 人格倾向性 人格心理特征 自我意识
6. 社会性 能动性 同一性

三、选择题

【A1 型题】

1. D 2. A 3. A 4. C 5. D 6. B 7. C 8. A 9. B 10. C
11. B 12. C 13. C 14. C 15. A 16. E

四、问答题

1. 如何正确地认识人格的特征？

答:(1) 人格的独特特性,即人和人之间的人格差异性。

(2) 形成人格过程的规律性。

(3) 个人行动的规律性。

(4) 人格具有稳定性,这是人格的主要特征,是指经常在一个人身上表现出来的心理特征,偶然表现出的一些心理特点不属于人格特征。

(5) 另外,也要全面正确地理解人格的整体性、独特性与共同性、生物制约性与社会制约性等在人格形成和发展中的本质和规律。

2. 举例说明影响人格形成与发展的因素。

答:(1) 生物因素。

(2) 环境因素,包括家庭、学校和社会文化。

(3) 实践活动。

(4) 自我教育。

3. 论述挫折产生的原因及影响因素。

答:挫折产生的原因包括客观原因和主观原因。客观原因指自然环境和社会环境;主观因素是指个人的生理与心理条件。

影响挫折的因素有:①抱负水平;②个人容忍力;③外部因素。

(赵阿勐 王海娜)

六、心理的生物与社会基础

(一) 心理的生物基础

1. 心理的生物学基础 包括神经系统、内分泌系统和遗传基因三方面。

2. 大脑皮质三级功能区 皮质一级区负责特定的感觉功能或直接参与运动的发起和执行;二级区只与特定的感知觉或运动功能有关,三级区已失去通道特异性,而具备对信息的综合分析和对行为的计划组织功能。

3. 脑的三个基本功能系统 调节张力和维持觉醒状态的系统;接受、加工和储存信息的系统;心理活动与行为调控的系统。所有心理过程都是由脑的三个功能系统协同完成的。

4. 大脑两半球的不对称性 人脑的功能是高度专门化的,左半球机能具有分析的、抽象的、继时的、理性的和主题的特性,右半球机能具有全面的、具体的、同时的、直观的和同格的特征。左半球在语言的和与语言有关的概念、抽象、逻辑分析能力上占优势;右半球则在空间知觉、音乐、绘画等整体形象、具体思维能力上占优势。两半球相辅相成、相互补充、相互制约、相互协作,以实现人的高度完整和准确的行为。

5. 神经内分泌系统与心理活动　内分泌系统在机体对行为的调节中起着重要的作用。作为神经内分泌系统轴心的下丘脑－垂体－激素系统是心理因素影响躯体生理病理过程的解剖学基础，这一系统以下丘脑为整合中心。内分泌系统通过血液运输使激素作用于某些细胞组织来实现其调节功能，而神经系统则一般是通过神经纤维上传导的去极化波来实现其调节功能。这两个调节系统在结构和功能上是密切联系的。几乎所有的内分泌腺都直接或间接受神经系统的控制，从而共同调控人的生理和心理活动及行为。

6. 遗传和心理　遗传是指父母的形态特征、生理特征、心理特征和行为特征可通过遗传基因传给子代的生物学过程。研究证明，除了身高、肤色等个体的生理特征外，性格、气质、能力等心理特征以及人类行为方式也与遗传有关。

（二）心理的社会基础

1. 环境与心理　环境是指与有机体发生联系的外部世界，包括自然环境和社会环境。人出生后，人所处的环境纷繁复杂。人和环境不断地相互作用，与其相应的生活环境保持着生态平衡。

2. 文化环境对人心理和行为的影响　①人类文化是形成人的心理和行为即人性的决定性条件。人类文化使人类的心理和行为具有共通性。②民族文化是一个民族经过世世代代积累起来的文化。民族文化是民族心理形成的原因，往往会形成某种共同的心理特征。③大众传播媒体，包括书、报、杂志、广播、电影、电视、录像、网络等文化现象。它对人的心理和行为的影响是强有力的、潜移默化的。

3. 人的心理和行为的社会化　社会化是指一个人在社会环境的影响下掌握社会经验和行为规范成为社会人，同时也积极地反作用于社会环境的双向过程。经过社会化之后，个体形成了自我观念，学到了社会所期待的社会规范、知识经验、理想信念、生活方式、社会态度和价值观等，使个体的心理和行为朝着社会期待的方向发展，成为与社会环境相适应的社会人。

习题

一、名词解释

1. 大脑皮质三级功能区
2. 社会化

二、选择题

【A1 型题】（单句型最佳选择题）

1. 不属于网状结构的激活来源的是

A. 机体的内部代谢过程　　B. 大脑皮层的兴奋性　　C. 内环境的刺激
D. 外环境的刺激　　E. 大脑皮层的下行兴奋冲动

2. 鲁利亚认为每一个心理过程都是

A. 由每一个功能系统独立完成
B. 由脑的三个功能系统协同完成
C. 每个系统都有分层次的结构，由独立的皮质区组成
D. 信息接受、加工和存储系统完成认知过程
E. 运动的计划、调节和控制系统只参与运动的执行

3. 关于左右大脑半球的高级功能，正确的说法是

A. 左大脑半球是优势半球

B. 右大脑半球无语言功能

C. 两半球功能的侧向化与年龄和利手无关

D. 两半球功能相互分工、协同和补充

E. 两半球对人的情绪状态起着相同的作用

三、填空题

脑的三个基本功能系统是__________、__________和__________。

四、问答题

1. 试述大脑两半球功能的分工与协同。

2. 试述鲁利亚关于脑的三个基本功能系统和它们的相互关系。

3. 简述人的心理和行为的社会化过程。

参考答案

一、名词解释

1. 大脑皮质三级功能区：皮质一级区负责特定的感觉功能或直接参与运动的发起和执行；二级区只与特定的感知觉或运动功能有关；三级区已失去通道特异性，而具备对信息的综合分析和对行为的计划组织功能。

2. 社会化：是指一个人在社会环境的影响下掌握社会经验和行为规范成为社会人，同时也积极地反作用于社会环境的双向过程。

二、选择题

【A1 型题】

1. B　　2. B　　3. D

三、填空题

调节张力和维持觉醒状态的系统　接受、加工和储存信息的系统　心理活动与行为调控的系统

四、问答题

1. 试述大脑两半球功能的分工与协同。

答：各方面的研究结果都表明，大脑两半球的功能是高度专门化的。其中，左半球的功能具有分析的、抽象的、继时的、理性的和主题的特征，在计算、逻辑、语言等抽象思维方面占优势；而右半球功能具有整体的、具体的、同时的、直观的和同格的特征，在空间知觉、音乐欣赏和绘画等整体知觉和形象思维方面有明显的优势。

但是，越来越多的研究提示，两半球功能专门化和优势并不是绝对的。所以在强调脑功能一侧化时，切勿忽视两半球的协同性及脑的代偿功能。对于正常人来说，大多数情况下两半球的活动是相互协同的。比如被一向认为与语言功能关系不大的右半球其实并非“沉默”，在左半球损伤后一些患者仍保留一定的语言功能，正常人的脑电图和脑功能成像结果也显示，进行各种语言任务时右半球都有一定程度的激活。

2. 试述鲁利亚关于脑的三个基本功能系统和它们的相互关系。

答：脑的三个基本功能系统包括调节张力和维持觉醒状态的系统；接受、加工和储存信息的系

统;心理活动与行为调控的系统。每个系统都有分层次的结构,并且至少是由彼此重叠的三种类型的皮质区组成。

鲁利亚认为三个功能系统并不是独立工作的,所有心理过程都是由脑的三个功能系统协同完成的。第一功能系统保证必要的皮质张力和维持不定期的觉醒水平,第二功能系统实现对通过视神经进入大脑的视觉信息进行分析和综合,而第三功能系统保证有目的的探索,比如眼睛随注视目标的运动等。

3. 简述人的心理和行为的社会化过程。

社会化是指一个人在社会环境的影响下掌握社会经验和行为规范成为社会人,同时也积极地反作用于社会环境的双向过程。人类的生物遗传素质为个体发展成为一个社会人提供了可能性。社会化开始于婴儿脱离母体,以后通过各种人际接触和社会影响,学会了把自己看作独立存在的个体,掌握了语言和知识经验,学会了建立社会关系,形成了道德观念等等;与此同时,对各种社会影响以其自身的独特方式做出种种反应,反作用于社会环境,表现出人的主观能动性,从而成为社会的人。

由于社会环境、社会关系系统性质的不同,也由于个体在社会环境、社会关系系统中所处地位的不同,个体社会化的内容是有差别的。个体总是以自己所具备的条件对社会化的力量有选择地接受,体现了社会化的多元性。经过社会化之后,个体形成了自我观念,学到了社会所期待的社会规范、知识经验、理想信念、生活方式、社会态度和价值观等。使个体的心理和行为朝着社会期待的方向发展,成为与社会环境相适应的社会人。

(何金彩　李长瑾)

第三章 心理发展与心理健康

学习目标

1. 掌握　心理健康的概念；儿童、青少年与青年期的心理特点；儿童期、青少年与青年期的心理健康问题；中年期及老年期的心理健康问题。

2. 熟悉　心理发展的理论；心理健康的标准；心理健康的维护与促进；中年期及老年期的心理特点。

3. 了解　心理发展与心理健康的关系；儿童、青少年与青年期的生理特点；影响胎儿期发育的因素；中年期及老年期的生理特点。

重点和难点内容

一、概述

（一）人的发展与生命周期的概念

1. 人的发展　有两层涵义，其一是指人类种族在地球生物种系发生中的有关过程；其二是指个体从生物学受孕到生理死亡所经历的一系列的生命阶段。

2. 生命周期　是指从婴幼儿、童年、少年、青年、中年、老年到死亡的这种从生到死的过程。

3. 发展是毕生的　人的整个一生都中发展，除了在生物意义上的发育、成熟以外，其行为的变化过程贯穿整个一生。

4. 发展是多维与多向的　发展的形式具有多样性和多维度的；心理发展存在着很大的个体差异和可塑性。

5. 发展是获得与丧失的结合　任何发展都是新适应能力的获得，同时包含着已存在的部分能力的丧失。

6. 心理发展理论众多　包括弗洛伊德的精神分析论，埃里克森的社会发展理论，皮亚杰的认知发展理论，华生的心理发展刺激反应论，维果斯基的文化历史理论等。

（二）健康与心理健康

1. 健康　是一个发展着的概念，不同时期，人们对健康的理解不尽相同；世界卫生组织把健康定义为，健康是指一个人在身体、心理、社会适应和道德四个方面皆健全。

2. 心理健康　一般认为心理健康是指以积极的、有效的、平稳的、正常的心理状态，对当前和发展着的社会、自然环境以及自我内环境的变化具有良好的适应功能，并由此不断地发展健康的人格，提高生活质量，保持旺盛的精力和愉快的情绪。

3. 心理健康与疾病之间互为因果关系 不健康的心理可导致疾病的发生，而躯体的疾病与痛苦又可影响个体的情绪，反过来又可影响心理的健康。

二、儿童心理健康

(一) 胎儿期心理健康

怀孕母亲的健康状况、情绪状态、习惯嗜好等对胎儿的健康，以至胎儿一生的健康都会有影响。

(二) 婴儿期心理健康

婴儿期的心理健康被认为是心理健康的起点，许多有关心理健康素质因素是在婴儿时期奠定的。维护婴儿期心理健康的要点有：①坚持母乳喂养的重要性；②增进母爱，减轻分离焦虑：分离焦虑是指婴儿离开了熟悉的环境，或他所依恋的人时所经历的紧张和不安全感，可通过游戏、行为训练等方法使婴儿适应与母亲的分离；③保证充足的睡眠；④促进运动与智力的发展，游戏是促进婴儿运动和心理发展的有效方法。

(三) 幼儿期的心理特点

①认知特点：自我中心、万物有灵论、表象功能，幼儿的感知觉和言语功能迅速发展；②情绪特点：情感强烈、易变，容易受外界事物感染；③意志行为特点：活动的目的性、独立性逐步增长，但自觉性、自制力仍较差。

(四) 幼儿期的心理健康维护要点

①促进幼儿言语的发展；②对幼儿的独立愿望要因势利导；③以玩耍与游戏的方式，增长幼儿的知识，促进思维和想象力的发展；④正确对待孩子的无理取闹和过失；⑤重视父母言谈举止的表率作用。

(五) 儿童期的生理心理发展特征

大脑发育已趋成熟，认知功能迅速发展，情感直接、容易外露，自我意识与社会意识迅速增长，道德观念逐步形成，喜欢模仿。

(六) 儿童期的心理健康维护的要点

1. 合理安排儿童的学习，培养儿童良好的学习习惯。
2. 适当组织儿童参加社会劳动，培养儿童的人际交往能力，以及热爱劳动、助人的人格。
3. 培养儿童的创造性思维，注意儿童思维的灵活性、多向性、创造力和想象力的培养。
4. 注意培养儿童的“情商”，“情商”即非智力因素，也就是良好的心理品质，应着重从以下三个方面加以培养：①良好的道德情操，积极、乐观、豁达的品性；②良好的意志品质；③同情与关心他人的品质。

三、青少年与青年心理健康

(一) 青少年期主要的生理心理发展特征

①生理发展特点：身高、体重快速改变，第二性征相继出现，性功能开始成熟；②心理发展特点：认知功能发展趋向成熟，独立意识增强，但存在独立性与依赖性的矛盾，情绪容易波动，性意识开始觉醒。

(二) 青少年期心理健康维护的要点

①发展良好的自我意识；②保持情绪稳定；③预防性意识困扰；④消除心理代沟。

(三) 青年期的生理心理特点

1. 生理特征　青年在22岁左右生长发育已经成熟,各种生理功能已进入青壮年的最佳状态。

2. 心理特征　青年期的个体在心理的各个方面得到了全面的发展,主要表现在:①认知能力趋于完善;②情绪情感丰富、强烈,但不稳定;③意志活动控制力日渐增强;④人格逐渐成熟。

(四) 青年期心理健康维护的特点

①培养良好的适应能力;②及时解决情绪情感问题;③防止性的困扰。

习题

一、选择题

【A1型题】(单句型最佳选择题)

1. 对幼儿的独立愿望因势利导,这一时期的儿童有强烈的好奇心和独立的愿望,无所不问,常要自行其是,表现不听话,学会了不论是对还是错都说"不",心理学上被称为下列哪一期

A. 第四反抗期　　B. 第三反抗期　　C. 第二反抗期
D. 第一反抗期　　E. 自我保护期

2. 青年在多少岁左右生长发育已经成熟,各种生理功能已进入青壮年的最佳状态。身体素质包括机体在活动中表现出来的力量、耐力、速度、灵敏性和柔韧性等,在青年期进入高峰

A. 19岁　　B. 20岁　　C. 21岁
D. 22岁　　E. 25岁

3. 青年期的个体意志活动控制力日渐增强,表现在哪方面的增强,遇事常常愿意主动钻研,而不希望依靠外力。随着知识与经验的增加,行为的果断性也有所增强

A. 自觉性与主动性　　B. 持久性与独立性　　C. 自觉性与独立性
D. 持久性与主动性　　E. 理智性与冲动性

二、问答题

1. 简述心理健康的判断标准。
2. 简述儿童期的生理心理发展特征,并简要说明如何维护儿童的心理健康。
3. 简述青少年期的生理心理发展特征,并简要说明如何维护青少年期的心理健康。

参考答案

一、选择题

1. D　　2. D　　3. A

二、问答题

1. 简述心理健康的判断标准。

答:心理健康是指以积极的、有效的、平稳的、正常的心理状态,对当前和发展着的社会、自然环境以及自我内环境的变化具有良好的适应功能,并由此不断地发展健康的人格,提高生活质量,保持旺盛的精力和愉快的情绪。

马斯洛和米特尔曼提出的心理健康的十条标准:①有充分的自我安全感;②能充分了解自己,并能恰当估价自己的能力;③生活理想切合实际;④不脱离周围现实环境;⑤能保持人格的完整与和谐;⑥善于从经验中学习;⑦能保持良好的人际关系;⑧能适度地宣泄情绪和控制情绪;⑨在符

合团体要求的前提下，能有限度地发挥个性；⑩在不违背社会规范的前提下，能适当地满足个人的基本需求。

2. 简述儿童期的生理心理发展特征，并简要说明如何维护儿童的心理健康。

答：儿童期指 6~12 岁，这个时期正是小学阶段，故也称为学龄期。此期儿童除生殖系统外其他器官已接近成人。脑的发育已趋成熟，是智力发展最快的时期，感知敏锐性提高，感知逐渐具有目的性和有意性；有意注意发展，注意稳定性增长；口头语言迅速发展，开始掌握书写言语，词汇量不断增加；形象思维逐步向抽象逻辑思维过渡，大脑皮质兴奋和抑制过程更为协调，行为自控管理能力增强。其言语、情感、意志、能力和个性也得到不同程度的发展，表现为对事物富于热情，情绪直接、容易外露、波动大，好奇心强，辨别力差。个性得到全面的发展，自我意识与社会意识迅速增长，但性格的可塑性大，道德观念逐步形成，喜欢模仿。可采取以下方法维护儿童期的心理健康：①科学合理安排学习；②组织社会劳动；③培养开拓创造性思维；④注意“情商”的培养。

3. 简述青少年期的生理心理发展特征，并简要说明如何维护青少年期的心理健康。

答：青少年期是生长和发育的快速阶段。生理方面发生巨大的变化，其身高、体重快速改变。在内分泌激素的作用下，男女少年第二性征相继出现，性功能开始成熟。男性表现为喉结的出现，声音变粗，生长胡须，出现遗精等；女性出现声音变尖，乳房发育，月经来潮。这时脑和神经系统发育基本完成，第二信号系统作用显著提高。

青少年期的认知活动具有一定精确性和概括性，意义识记增强，抽象逻辑思维开始占主导，思维的独立性、批判性有所发展，逐渐学会了独立思考问题。同时，自我意识存在矛盾，一方面，青少年逐渐意识到自己已长大成人，希望独立，强烈要求自作主张，不喜欢老师、家长过多的管束，好与同龄人集群；另一方面，由于阅历浅，实践少，在许多方面还不成熟，经济上不能独立，从而出现独立性与依赖性的矛盾。想象力丰富，思维活跃，容易理想化，出现理想与现实的矛盾。可塑性大，易受外界的影响，情绪容易波动。性意识开始觉醒，产生对异性的好奇、关注和接近倾向，由于社会环境的制约，出现性意识与社会规范之间的矛盾。可采取以下方法维护青少年期的心理健康：①发展良好的自我意识；②保持情绪稳定；③预防性意识困扰；④消除心理代沟。

（朱熊兆）

四、中年期心理健康

中年期又称为成年中期，一般是指 35~60 岁这一阶段。

（一）中年期的生理心理特点

1. 生理功能逐渐减退　进入中年期后，人体的各个系统器官功能逐渐从完全成熟走向衰退。

2. 心理功能继续发展　心理功能继续发展并呈现如下特点：

(1) 中年人的认知特点：中年人积累了较多理论知识和实践的经验，思维能力达到较高水平，因而善于做出理性的分析，具有较强的解决问题的能力。

(2) 中年人的情感和意志特征：中年人情绪趋于稳定，较青年人更善于控制自己的情绪。做事具有更强的目的性，自我意识明确，意志坚定，个性稳定，是事业上最容易成功的阶段。

(3) 中年期个体的个性特点：中年人的个性稳定，风格突出，自我意识明确。个体通常了解自己的才能和所处的社会地位，会以自己独特的方式建立稳定的社会关系，并努力排除干扰，追求自己既定的人生目标。

（二）中年期的心理健康问题

1. 注意身心健康，避免心理负荷过重

(1) 合理安排时间及工作量：中年人要合理地安排自己的时间，注意劳逸结合，避免超负荷的工作，避免身心过劳。

(2) 学会处理各种烦恼、保持心态平和：注意保持心态的平和，学会心胸开阔地面对现实，正确对待名与利。

(3) 缓解压力反应、维护身心健康：中年人有着诸多的压力，学会自我调整和缓解压力显得尤为重要。当压力过大时，通过适当的方法宣泄和放松自己，定期参加体育运动，保持身心健康。

2. 处理好家庭中各种关系 包括亲子关系、夫妻关系及同年迈的父母之间的关系。

(1) 适应家庭的变化、调整夫妻感情。

(2) 适应亲子关系的变化、保持良性互动。

(3) 关心父母、妥善解决其养老事宜。

3. 顺利渡过围绝经期

(1) 正确认识围绝经期：围绝经期综合征是由生理内分泌的改变引起的，另外家庭、社会地位及复杂的心理社会因素，也参与了整个病理过程，对围绝经期综合征所出现的时间和反应的程度都有重要的影响。

(2) 加强围绝经期的心理卫生和保健工作：围绝经期是每一个体生命过程中必然经历的一个阶段，它的出现属于自然生理现象，任何人都无法抗拒。但是由于围绝经期的个体心理比较脆弱和不稳定，容易发生心理障碍和器质性疾病。因此在围绝经期应更加注意心理卫生和保健工作。加强宣传和教育；维护心身健康。

五、老年期心理健康

老年期也称成年晚期，是指60岁至死亡这段时期。进入老年，个体的生理、心理和社会诸方面都会出现一系列变化。

我国在20世纪90年代末进入老龄化人口结构中，我国60岁以上的老年人已经超过1.3亿，是世界上老年人口最多的国家。不断提高老年人的心理健康水平，使老年人幸福、愉快地安度晚年，已成为我国的一个重要卫生课题。

(一) 老年期的生理心理特点

(1) 生理功能衰退

①体表外形改变；②器官功能下降。

(2) 心理特征发生变化

① 老年期个体的认知特点：感知觉功能下降。记忆力下降，无论是识记，还是再认、重现能力均不如中青年。

② 老年期个体的情绪及人格特点：情绪趋于不稳定，表现为易兴奋、激惹、喜欢唠叨，情绪激动后需较长时间才能恢复。人格总体上稳定、成熟、可塑性小。

(二) 老年期的心理健康问题

(1) 适应退休生活，享受老年生活：①退休综合征的表现；②退休综合征的应对，把退休看做是成功生活历程的一部分；坚持学习，活到老，学到老；培养和坚持各种兴趣爱好，做到“老有所乐”。

(2) 正确面对疾病和死亡：①疾病和死亡是老年期的重要主题；②普及死亡教育，关心老年生命质量；③调动社会资源，帮助老年人度过难关。

习题

一、选择题

【A1 型题】(单句型最佳选择题)

1. 中年期生理心理特点**不包括**

A. 中年期是生理功能从旺盛逐渐走向衰退的转变期

B. 中年人情绪趋于稳定,更善于控制自己的情感

C. 中年人自我意识明确,意志坚定

D. 中年人的个性稳定,风格突出

E. 中年人情绪不稳定,意志薄弱

2. 中年期的心理健康维护措施**不包括**

A. 注意身心健康,避免心理负荷过大　　B. 处理好亲子关系

C. 适应家庭的变化、调整夫妻感情　　D. 顺利度过更年期

E. 把所有的时间都用在工作上

3. 老年期的心理特征**不包括**

A. 感知觉功能下降　　B. 记忆力减退　　C. 情绪趋于不稳定

D. 人格可塑性小　　E. 思维敏捷

4. 帮助老年人适应退休后的生活**不包括**

A. 把退休看做是成功生活历程的一部分

B. 坚持学习,培养和坚持各种兴趣爱好

C. 保持必要的人际交往,积极投身社会生活

D. 坚持学习,活到老,学到老

E. 只跟自己的家人相处

二、问答题

1. 试述如何维护中年人的心理健康。

2. 试述如何帮助老年人适应退休后的生活,更好地享受老年生活。

参考答案

一、选择题

1. E　　2. E　　3. E　　4. E

二、问答题

1. 试述如何维护中年人的心理健康。

答:维护中年人的心理健康,需要关注以下几点:

(1) 注意身心健康,避免心理负荷过大。

(2) 处理好家庭中各种关系。

(3) 顺利度过更年期。

2. 试述如何帮助老年人适应退休后的生活,更好地享受老年生活。

答:帮助老年人适应退休后的生活,更好地享受老年生活,需要从以下几点入手:

(1) 调整认知,把退休后的生活看做是成功生活历程的一部分。

(2) 坚持学习,活到老,学到老。

(3) 培养和坚持各种兴趣爱好,做到“老有所乐”。

(薛云珍 张 健)

第四章 主要理论流派

学习目标

1. 掌握　精神分析意识理论、人格结构理论、心理防御机制理论、行为学习的理论来源、认知对心理行为的影响、认知疗法理论基础、埃利斯理性情绪治疗理论和贝克认知疗法理论、马斯洛的需要层次分类、自我概念、自我实现、价值条件。

2. 熟悉　释梦理论、性心理发展理论、行为学习理论的内容、认知的内涵和基本过程、心理生物学的主要研究领域。

3. 了解　现代精神分析的发展、行为学习理论的临床应用、富有代表性的认知行为理论和正念治疗理论、现代人本主义理论的发展、心理生物学的研究历史。

重点和难点内容

一、精神分析与心理动力学理论

(一) 经典精神分析理论概述

1. 潜意识理论　弗洛伊德以一种"心理地形学"(psychical topography)的观点，将人的心理活动分成意识、潜意识和前意识三个层次，并指出患者形成症状的病因主要存在于潜意识层面。

(1) 意识(consciousness):是指那些在任何时刻都被知觉到的心理要素。包括感觉系统所提供的对外部世界的感受、知觉以及各种情绪体验。它直接与外部世界接触，通过对外部现实的知觉来指导与分配资源，调节能量，控制本能冲动。

(2) 潜意识(unconsciousness):是指人的心理结构的深层，那些我们意识不到的，但却激发我们大多数的言语、情感和行为的原始冲动或本能欲望。潜意识的内容包括本能的能量和被压抑的欲望，而这些带"性"色彩的本能力量和欲望由于为道德、现实和社会文明所不容，所以被压抑到潜意识领域中而得不到满足。但它们总是在不断寻找出路，试图回到意识之中去寻求满足，而这种潜意识的矛盾冲突正是各种症状的根源。

(3) 前意识(preconsciousness):前意识介于潜意识与意识之间。包括所有当时意识不到但在某些情况下可以意识到的那些心理要素。主要功能是起到警戒作用，不允许潜意识的本能冲动直接进入意识层面。

2. 人格结构理论　弗洛伊德将人格结构分为本我、自我和超我。当三者关系协调，人格则表现出健康状况；当三者关系冲突，就会产生心理疾病。

(1) 本我(id):它位于人格的核心，是人的心理经验中最原始的部分，是潜意识的，包括了性本能冲动和原始欲望。本我遵循快乐原则(pleasure principle),其强烈的愿望就是追求快乐的满足。本我的动力虽然很强大,但与现实没有联系,它依赖于自我与外部世界发生联系并获得满足或宣泄。

(2) 自我(ego):其作用主要是处理个体与环境的关系。自我遵从的是现实原则(reality principle),它试图通过延迟满足的方式以现实原则替代本我的快乐原则。自我在发挥作用时,经常要努力协调本我和超我盲目的、不合理的要求与外部世界的现实要求之间的冲突,自我会变得焦虑不安。于是,自我就动用压抑和其他防御机制来保护自己摆脱焦虑的困扰。

(3) 超我(superego):是从自我发展出来的,超我是个体在成长过程中通过内化道德规范、社会及文化环境的价值观念而形成的,它按照“至善原则”(principle of ideal)行事,监督、批判及管束个体的行为。超我追求完美,会与自我联手阻挡那些代表原始冲动的本我愿望的表达,所以它与本我一样是非现实的,大部分也是非理性的。

3. 心理发展阶段理论 弗洛伊德把人的心理发展分为五个阶段,在本能内驱力的推动下,各个发展阶段将经历不同的心理冲突并形成心理结构及其特征。

(1) 口欲期(oral stage,约至1岁):弗洛伊德将婴儿期称为口欲期,婴儿通过他的口来品尝、体验和“观看”他的世界。获得快乐与避免痛苦的体验是婴儿每天生活的中心内容。建立起安全快乐的母子关系,是形成幼儿最初的信赖感、安全感的关键期。

(2) 肛欲期(anal stage,2~4岁):进入生命的第2年,肛门也成为一个快感集中的区域。同时,肛门和膀胱括约肌的使用也是对权利和意愿的一种躯体表达方式。在此期父母开始培养孩子的定时、定点大小便的习惯,孩子则根据自身的快感需求决定,是保留还是排泄。肛欲期留下问题的人,在成年时表现的人格特点是:洁癖、刻板、施虐和受虐、过分注意细节、嗜好收集和储藏、强迫、权利欲强等。

(3) 性器期(phallic stage,俄狄浦斯情结期,性蕾期,4~6岁):在性器期由于男、女儿童对异性父母依恋和攻击常常引起父母的惩罚或干预,这在孩子的潜意识中就被体验为阉割焦虑(anxiety of castration)。这是一种对某种乱伦欲念会受到惩罚而出现对躯体损害的普遍性恐惧。所以当父亲对男孩严厉管教时,男孩会幻想父亲要阉割他,产生阉割焦虑;女孩则潜意识地感觉到来自母亲的焦虑和威胁,害怕母亲约束她的乳房,嫉妒她的身材。

(4) 潜伏期(latency stage,6~10岁):在此期孩子对父母和家人的兴趣减弱,对动物、运动、自然界和学校的学习、同伴的交往好奇心陡增。

(5) 生殖期(genital stage,10~20岁):此期躯体和性发育成熟,与原始家庭客体产生心理社会性分离,建立家庭外的亲密客体关系,个性的形成,认知功能继续发展,与文化和社会价值观进行同化和适应。对一些早期遭受创伤的人来说,这也是一生中很容易受伤害的时期,在此之前的口欲期、肛欲期及俄狄浦斯期一些未解决的冲突分别或先后从潜意识浮到表面,表现为崩溃、自动退行、药物滥用、酗酒、攻击性和反社会行为。

4. 焦虑与自我防御机制

(1) 焦虑的概念与种类:弗洛伊德认为焦虑(anxiety)是被感觉到的、不愉快的情绪状态并伴有迫近危险的生理反应。弗洛伊德描述了三种性质的焦虑。

1) 现实焦虑(reality anxiety):也称客观焦虑,它与恐惧关系很密切。这种焦虑是指面对一种可能出现的危险时所经验的一种没有特定指向的不愉快的情感。

2) 神经症性焦虑(neurotic anxiety):是指一种对未知的危险的担心。这种情绪产生在自我内部,当本我的冲动进入意识时,自我就会感到神经症性的焦虑。

3）道德性焦虑(moral anxiety)：起源于自我和超我的冲突，也称超我焦虑。通常在五六岁期间，超我建立之后，人们就可能体验到现实需要和超我的命令之间冲突引起的焦虑。道德性焦虑也可因我们的行为与道德标准不一致而产生。

(2) 自我防御机制(ego defense mechanism)：是自我为了对抗来自本能的冲动及其所诱发的焦虑，保护自身不受潜意识冲突困扰，而形成的一些无意识的、自动起作用的心理手段。当自我功能降低，防御机制上升到意识层面就可能表现为病理性的。

1）压抑(repression)：压抑是最基本的防御机制，每当自我受到来自本我的冲动的威胁时，就通过压抑这些冲动来保护自己，它强迫这些具有威胁的情感进入潜意识。

2）抵消(undoing)和隔离(isolation)：抵消是用来摆脱不愉快经验及其后果的自我防御方式。隔离是自我试图把不愉快经验隔离起来，通过强迫性的观念阻止任何不愉快经验和情感的进入。

3）反向作用(reaction formation)：被压抑的冲动进入意识的另一种表现形式是通过采用某种与它本来面目完全相反的伪装。这种防御机制叫做反向作用。

4）置换作用(displacement)：置换作用是将不能接受的欲望转移到其他各种各样的人和物身上，从而使原始冲动伪装或隐藏起来。置换是把本能能量放到最合理的替代出口的活动。

5）固着(fixation)：固着是力比多对早先的比较原始的发展阶段的一种持续性的依附。

6）退行(regression)：力比多在通过某个发展阶段之后，如果遇到紧张和焦虑，还可能退回到早先的阶段。这种现象被称为退行。

7）投射(projection)：当一种内部的、本能的冲动太令人焦虑时，自我可能把这种不受欢迎的冲动归之于某个外部对象，这就是投射机制。投射是指在别人身上看到实际上存在于自己潜意识中的那些不能被接受的情感或倾向。

8）内射(introjection)：内射与投射相反，这种防御机制是把别人的积极的品质纳入他们的自我。

9）升华(sublimation)：升华是一种以文化的或社会的目的代替对性爱的生殖目的的压抑。升华最明显的表现在诸如艺术和科学等创造性文化造诣上，升华也表现在一切人际关系和社会追求方面。

5. 释梦理论　弗洛伊德在1900年出版的《梦的解析》一书中详细论述了关于梦的学说，对梦境提出了划时代的独特解释。弗洛伊德认为，超我的监督检查机制在睡眠时变得松懈，潜意识中的本能冲动以伪装的形式趁机闯入意识而得到表现，构成了梦境。可见，梦是对清醒时被压抑到潜意识中的欲望的表达，是通往潜意识的一条捷径。释梦(dream analysis)则是去挖掘、寻求梦中隐匿的意义。借助对梦的分析和解释可以窥见潜意识中的欲望和冲突，并可以用来治疗心理疾病。

弗洛伊德认为人的精神活动是有规律的。无论是意识活动还是潜意识的心理活动，都遵循一定的因果发展变化。梦是愿望的达成或满足。弗洛伊德把梦的实质理解为是一种"愿望的达成"，它可以算是一种清醒状态精神活动的延续。就梦的功能而言，做梦既可以使欲望得到满足，又可以充当睡眠守护者，保证充足的睡眠。

尽管弗洛伊德关于梦的理论确实具有划时代的意义，但是也有不足之处，主要有两点：一是弗洛伊德的释梦理论都是以精神病人的梦为原型建立的，用它来解释一般人的做梦现象时，难免有以偏概全的缺点；二是弗洛伊德在解释隐梦和梦的欲望满足功能时，总是将人的潜意识欲望解释为性欲的冲动，将梦的内容模式化，从而忽略了梦的多元性的形成背景。

(二) 现代精神分析的发展

弗洛伊德以后的精神分析在近现代的发展中形成了几个分支，弗洛伊德的经典理论和其后的发展一般被统称为“心理动力学理论”(psychodynamics)。

新精神分析学派对精神分析的主要观点做了修正。第一,弗洛伊德强调快乐原则是主宰人类行为的原则,新精神分析不强调本能行为的决定因素,而强调文化社会因素对人格发展及神经症症状的影响,如安全和满足的需要也是主宰人类行为的指导原则;第二,他们把自我看做是人格的更独立的部分,给予自我更重要的地位和自主权,他们认为自我不论在机能和起源都不依赖本我,它是负责智力发展和社会发展的一种理性的指导系统,它有自己的能量来源和动机与目标;第三,强调童年经验和家庭环境对人格发展和精神病病因学的重要作用。目前,现代精神分析发展的主流是客体关系理论(object relation)与自体心理学(psychology of the self)理论。主要代表是梅兰妮·克莱因、奥托·科恩伯格、温尼科特及科胡特等。

克莱因的客体关系理论强调母亲与婴儿的亲密关系对心理健康的影响。所谓客体关系指的是人与人之间的关系。客体关系中的客体(object)指的是有特别意义的人或事物,是一个人的感情或内驱力的投注对象或目标。在对婴儿的养育过程中,母亲是婴儿最重要的客体,母亲与婴儿形成了错综复杂的客体关系,儿童的人格组织是外部客体(如母亲)及客体关系内化的结果。

科胡特关于自体和自体的结构的观点主要来自对自恋性人格障碍的分析。他对自体的强调远超过自我(ego)。他认为自体不是一个概念,而是一个空间上紧密结合在一起、在时间上是持久的、是创始的中心和印象的容器,是一个人精神世界的核心。自体心理学理论认为,如果个体在童年期受到虐待、创伤及不良的养育方式的影响,其自体的发育就会受到阻碍,导致自体的断裂、扭曲和发育不良,发展的停止导致不完整的人格结构,从而罹患自体性疾病,如自恋型人格和表演型人格障碍等。

习题

一、名词解释

1. 前意识
2. 本我
3. 现实焦虑
4. 退行

二、填空题

1. 人的心理按地质学观点区分为三种不同的意识层:________、________和________。
2. 根据人格结构理论,人格由________、________和________三部分构成。
3. ________的客体关系理论强调母亲与婴儿的亲密关系对心理健康的影响。

三、选择题

【A1 型题】(单句型最佳选择题)

1. 弗洛伊德认为“恋父(母)情结”一般发生在

A. 口欲期　　B. 性器期　　C. 肛门期
D. 潜伏期　　E. 生殖期

2. 由本能冲动、被压抑的观念和欲望组成,这些内容不符合社会道德、风俗与法律,无法进入意识被个体所觉察,被压抑在心理结构最底层的系统是

A. 意识系统　　B. 潜意识系统　　C. 前意识系统
D. 自我系统　　E. 本我系统

3. 性心理发展阶段**不包括**

A. 潜伏期　　B. 性器期　　C. 口欲期

D. 力比多期　　E. 生殖期

4. 我们通常不能直接释放最基本的性和攻击能量，把本能能量放到最合理的替代出口的活动，可以把它们转换成某种替代的满足形式的防御机制是

A. 反向作用　　B. 防御　　C. 退行

D. 置换作用　　E. 投射

5. 当一种内部的、本能的冲动太令人焦虑时，自我可能把这种不受欢迎的冲动归之于某个外部对象，这种防御机制是

A. 投射　　B. 压抑　　C. 退行

D. 置换作用　　E. 升华

6. 孩子对父母和家人的兴趣减弱，对动物、运动、自然界和学校的学习、同伴的交往好奇心陡增。这个时期是心理发展的

A. 口欲期　　B. 肛欲期　　C. 潜伏期

D. 生殖期　　E. 性器期

7. 自我遵循的原则是

A. 快乐原则　　B. 道德原则　　C. 现实原则

D. 理想原则　　E. 至善原则

8. 下列**不属于**新精神分析学派的代表人物的是

A. 霍妮　　B. 斯金纳　　C. 弗洛姆

D. 沙利文　　E. 埃里克森

9. 以文化的或社会的目的代替对性爱的生殖目的的压抑，这种防御机制是

A. 升华　　B. 压抑　　C. 退行

D. 投射　　E. 置换作用

四、问答题

1. 简述神经症的形成。

2. 简述新精神分析学派对精神分析主要观点的修正。

参考答案

一、名词解释

1. 前意识：前意识介于潜意识与意识之间。包括所有当时意识不到但在某些情况下可以意识到的那些心理要素。

2. 本我：本我位于人格的核心，是人的心理经验中最原始的部分，是潜意识的，包括了性本能冲动和原始欲望，它遵循快乐原则。

3. 现实焦虑：这种焦虑是指面对一种可能出现的危险时所经验的一种没有特定指向的不愉快的情感。

4. 退行：力比多在通过某个发展阶段之后，如果遇到紧张和焦虑，还可能退回到早先的阶段，这种现象被称为退行。

二、填空题

1. 潜意识 前意识 意识

2. 本我 自我 超我

3. 克莱因

三、选择题

1. B 2. B 3. D 4. D 5. A 6. C 7. C 8. B 9. A

四、问答题

1. 简述神经症的形成。

答:由于自我不断地投入能量力图阻止本我欲望进入意识和产生行动,导致自我力量的相对不足。此时,被耗竭的自我已无法再继续其防御或抵抗,最终不得不允许一些本能某种程度的释放。当本能的冲动不得不以伪装的和歪曲的形式释放时,就是以神经症的症状形式表现出来。

2. 简述新精神分析学派对精神分析主要观点的修正。

答:第一,弗洛伊德强调快乐原则是主宰人类行为的原则,新精神分析不强调本能行为的决定因素,而强调文化社会因素对人格发展及神经症症状的影响,如安全和满足的需要也是主宰人类行为的指导原则;第二,他们把自我看做是人格的更独立的部分,给予自我更重要的地位和自主权,他们认为自我不论在机能和起源都不依赖本我,它是负责智力发展和社会发展的一种理性的指导系统,它有自己的能量来源和动机与目标;第三,强调童年经验和家庭环境对人格发展和精神病病因学的重要作用。

(马含俏 张曼华)

二、行为学习理论

(一) 行为学习的主要理论内容

1. 行为的定义 一般认为,“行为”是指个体活动中可以直接观察的部分。

2. 行为学习的理论来源 主要有三个方面:经典条件反射理论、操作性条件反射理论、社会学习理论。

3. 行为理论的主体内容 对人类行为的发生及其机制的阐述是行为理论的主体内容。对人的行为的理解有这样几个要点:行为就是人们所说和所做的,行为具有一种以上的测量尺度,行为可以观察和记录,行为对外界环境产生影响,行为是受自然规律支配的。行为主义者对人类本性的观点是:人是被环境和遗传决定的反应或有机体,人既是环境的生产者,也是环境的产物,人的行为是有规律的,人的行为是学习来的。

(二) 经典条件反射理论

1. 定义 俄国生理学家巴甫洛夫发现了经典条件反射,又称反应性条件反射,它是以无条件反射为基础而形成的。

2. 影响经典条件反射的因素 华生认为:不论如何复杂的人类行为都是学习的结果。复杂的学习行为遵循两条规律:①频因律;②近因律。

(三) 操作性条件反射理论

1. 概念 美国心理学家斯金纳通过一系列实验证明操作性条件反射理论。操作性条件反射又叫工具性条件反射,它的关键是描述了有机体(动物或人)作出一个特定的行为反应,这个行为反应导致环境发生某种变化,即发生了一个由有机体引起的事件。这个事件会对有机体继后的反应有影响。

2. 行为强化　在操作性条件反射中，我们还会遇到一个十分重要的理论，这就是行为强化。影响行为强化的因素：①直接性；②一致性；③已形成事件；④结果的特征。

(四) 社会学习理论

1. 社会学习理论的学习形式　美国心理学家班杜拉是社会学习理论的创建者。社会学习理论提出了另一种学习形式，称作观察学习或模仿学习。

2. 观察学习的过程　观察学习包括四个具体过程：注意过程，保持过程，运动再现过程，动机确立过程。

习题

一、名词解释

行为

二、填空题

经典的条件反射又称为__________。

三、选择题

【A1 型题】(单句型最佳选择题)

1. 社会学习理论的创建者是

A. 华生　B. 斯金纳　C. 班杜拉　D. 罗杰斯　E. 巴甫洛夫

【A2 型题】

2. 刚刚上初中的小强看到很多同学都骑自行车上下学，于是要求爸爸也给他买了一辆。小强爸爸向他讲述骑车的一些要领，然后小强自己模仿练习，很快他就学会了骑车。这一现象反映了哪个行为理论

A. 社会学习理论　B. 经典条件反射　C. 操作性条件反射　D. 人本主义理论　E. 观察学习

【B1 型题】

(3~4 题共用备选答案)

A. 正强化　B. 负强化　C. 刺激　D. 刺激物　E. 行为

3. 孩子在商店发脾气时，妈妈立刻给孩子买糖。将来孩子更有可能在商店里发脾气，这对孩子来讲是

4. 孩子在商店发脾气时，妈妈立刻给孩子买糖。结果孩子一哭，妈妈更有可能买糖，若对妈妈来讲，可以看成为

四、问答题

简单解释什么是频因律和近因律。

参考答案

一、名词解释

行为：是指个体活动中可以直接观察的部分。

二、填空题

反应性条件反射

三、选择题

1. C　2. D　3. A　4. B

四、问答题

简单解释什么是频因律和近因律。

答:频因律,即对某一刺激的某一行为反应发生的次数越多,那么这一行为就越有可能固定保留下来,并在以后遇到相同的刺激时很可能再次发生;近因律,即对某一刺激发生某一行为反应在时间上越接近,那么这一行为反应越容易固定下来,并在以后遇到相同的刺激时越容易发生。

（汤艳清　周一芳）

三、认知理论

(一) 关于认知

1. 认知的内涵

(1) 从信息加工角度来说,认知指信息为人接受之后经历的转换、合成、储存、重建、再现和使用等加工过程,包括了感觉、知觉、记忆、思维和注意、想象等过程。

(2) 从社会心理学角度来说,认知指个体对他人、自我、社会关系、社会规则等社会性客体和社会现象及其关系的感知、理解的心理活动,也可称为社会认知。

2. 认知的基本过程

(1) 接受和评价体内外刺激信息。

(2) 作出决策、产生应对行为以解决问题。

(3) 预测和评估行为后果。

3. 认知对心理和行为的影响

(1) 个体赋予事物不同的意义与解释,即个体对事物的认知不同,使得人们对同样的事件出现了完全不同的描述和不同的情感体验与行为反应。

(2) 人们自幼形成的认知模式影响着人们的信息加工过程,决定着人们对事物的评价、推理和解决问题的过程。

(3) 改变个体惯常的认知模式,就能改变人们的态度和行为,解决人们的心理问题。

(二) 认知疗法理论基础

1. 认知疗法　是一组通过改变思维或信念和行为的方法来改变不良认知,达到消除不良情绪和行为的短程心理治疗方法。

2. 认知疗法的基本原理　①认知影响行为;②治疗的关键在于重建认知;③主要着眼点放在病人非功能性的认知问题上,通过改变病人对己、对人或对事的看法与态度来改变并改善其心理问题;④治疗技术在于改变病人的现实评价。

3. 认知行为理论　具有代表性的理论包括如下内容:

(1) 埃利斯理性情绪治疗理论:美国临床心理学家埃利斯(Ellis A)提出了认知的“ABC 情绪理论框架”。埃利斯用这个框架来说明人们有正确的认知,他的情绪和行为就是正常的;如果他的认知是错误的,则他的情绪和行为都可能是错误的。

(2) 班杜拉社会学习理论:该理论吸收了认知心理学的研究成果,把强化理论与信息加工理论有机地结合起来,以认知的术语阐述了观察学习的过程和作用。

(3) 格拉瑟现实治疗理论：现实治疗理论是建立在控制理论基础上的，假设人们可以对他们的生活、行为、感受和思想负责，依赖人的理智和逻辑能力，以问题为中心，以现实合理的途径求得问题的解决。

(4) 托尔曼的认知行为主义理论：该理论提出“中介变量”的概念，认为中介变量是介于实验变量和行为变量之间并把二者联系起来的因素。具体说，中介变量就是心理过程，由心理过程把刺激与反应联结起来。因此 S-R 的公式应为 S-O-R，O 代表中介变量。

(5) 贝克的认知疗法理论：认知产生了情绪及行为，异常的认知产生了异常的情绪及行为。认知是情感和行为的中介，情感问题和行为问题与歪曲的认知有关。

(6) 正念治疗理论：在心理机制上，正念与感知觉敏感性的变化，注意、记忆和情绪的改善有关。正念强调对此时此刻内外部刺激的持续注意和不评判接纳。在这个过程中，个体的感知觉敏感性和注意、记忆能力以及情绪状态、情绪调节能力等也将发生显著变化。基本认知能力的变化改变了个体对内外部刺激的初级和高级加工方式，这种信息加工方式的变化对于维持个体（尤其是抑郁、焦虑和注意缺陷患者）身心健康极其重要，这也可能是正念达到各种临床功效的重要原因。

习题

一、名词解释

1. 认知

2. 认知疗法

二、填空题

1. 20 世纪 60~70 年代，埃利斯、贝克、迈肯鲍姆等人根据临床观察及当时心理学发展分别创立发展了________、________、认识行为矫正。

2. 目前较为成熟的正念疗法包括________、________、辩证行为疗法和接纳与承诺疗法。

三、选择题

【A1 型题】(单句型最佳选择题)

1. 认知疗法是20世纪 60~70年代由一批心理学家在**哪个国家**发展起来的一种心理治疗技术。

A. 德国　B. 英国　C. 法国
D. 美国　E. 俄国

2. 认知理论认为决定情绪性质的关键因素是

A. 认知过程　B. 生理状况　C. 环境刺激
D. 行为模式　E. 社会支持

3. 认知疗法实际上并非是一个统一的学派和运动，而基本上属于**以下哪个**心理学范畴，但更注重应用认知心理学的研究成果、研究方法来解决具体问题。

A. 精神分析　B. 行为主义　C. 人本主义
D. 正念理论　E. 森田理论

4. 从社会心理学角度来说，认知指个体对他人、(　　)、社会关系、社会规则等社会性客体和社会现象及其关系的感知、理解的心理活动，也可称为社会认知。

A. 环境　B. 自我　C. 工作
D. 家庭　E. 生活

5. 从信息加工角度来说，认知指信息为人接受之后经历的转换、合成、储存、重建、再现和使用等加工过程，包括了感觉、知觉、记忆、思维和注意、(　　)等过程。

A. 想象　　B. 行为　　C. 情绪
D. 意志　　E. 性格

6. 以下不属于认知行为理论的是

A. 班杜拉社会学习理论　　B. 格拉瑟现实治疗理论
C. 托尔曼的认知行为主义理论　　D. 格式塔主义理论
E. 森田理论

7. 在埃利斯的理性情绪疗法中，他认为引起情绪和行为后果的真正原因是

A. 事件本身　　B. 对事件的不合理信念
C. 对情绪和行为的劝导和干预　　D. 功能失调性假设
E. 学习的结果

8. 自1979年(　　)在马萨诸塞州医学院开设减压诊所，设计了一系列“正念减压”课程后，西方的心理学家和医学家将正念的概念和方法从佛教中提炼出来，发展出了多种以正念为基础的心理疗法。

A. 卡巴金　　B. 迈肯鲍姆　　C. 贝克
D. 埃利斯　　E. 华生

四、问答题

1. 试介绍认知对心理行为的影响。
2. 试述正念疗法的作用机制。

参考答案

一、名词解释

1. 认知：认知的内涵包括：①从信息加工角度来说，认知指信息为人接受之后经历的转换、合成、储存、重建、再现和使用等加工过程，包括了感觉、知觉、记忆、思维和注意、想象等过程。②从社会心理学角度来说，认知指个体对他人、自我、社会关系、社会规则等社会性客体和社会现象及其关系的感知、理解的心理活动，也可称为社会认知。

2. 认知疗法：认知疗法是一组通过改变思维或信念和行为的方法来改变不良认知，达到消除不良情绪和行为的短程心理治疗方法。

二、填空题

1. 理性情绪疗法　认知疗法
2. 正念减压疗法　正念认知疗法

三、选择题

1. D　2. A　3. C　4. B　5. A　6. D　7. B　8. A

四、问答题

1. 试介绍认知对心理和行为的影响。

答：①个体赋予事物不同的意义与解释，即个体对事物的认知不同，使得人们对同样的事件出现了完全不同的描述和不同的情感体验与行为反应；②人们自幼形成的认知模式影响着人们的信息加工过程，决定着人们对事物的评价、推理和解决问题的过程；③改变个体惯常的认知模式，就

能改变人们的态度和行为，解决人们的心理问题。

2. 试述正念疗法的作用机制。

答：在心理机制上，正念与感知觉敏感性的变化，注意、记忆和情绪的改善有关。正念强调对此时此刻内外部刺激的持续注意和不评判接纳。在这个过程中，个体的感知觉敏感性和注意、记忆能力以及情绪状态、情绪调节能力等也将发生显著变化。基本认知能力的变化改变了个体对内外部刺激的初级和高级加工方式，这种信息加工方式的变化对于维持个体（尤其是抑郁、焦虑和注意缺陷患者）身心健康极其重要，这也可能是正念达到各种临床功效的重要原因。

（关念红）

四、人本主义心理学理论

（一）马斯洛的理论

人类行为的心理驱力不是性本能，而是人的需要(needs)。他把人的需要称为“似本能”(instinct oid)，需要有先天的遗传基础，但人的需要的满足与表现要取决于后天的环境。

（二）马斯洛需要层次的分类

人的需要分为两大类、五个层次。人在满足高一层次的需要之前，至少必须先部分满足低一层次的需要。

1. 第一类需要（缺失性需要）　包括生理需要、安全需要、归属与爱的需要和尊重的需要，是人的基本生存需要，必须从外界获取，可激发缺失性动机并推动人的行为，促使人去获取他所缺乏的某种东西，一旦得到满足，紧张消除。

2. 第二类需要（成长性需要）　主要指自我实现需要，是一种超越了生存满足之后，发自内心的渴求发展和实现自身潜能的需要，可激发成长性动机，为人类所特有。

自我实现(self actualization)是一种不断实现潜能、智能和天资，完成天职、命运或禀性，更充分地认识、承认人的内在天性，在人的内部，将最终导向完美人格的塑造。

（三）马斯洛的心理健康与心理治疗观点

认为精神疾患可以看做是患者没有能力认识并满足自己的需要，没有能力达到心理健康状态，因此精神疾病是一种匮乏性疾病，可以解释成人性的退缩。满足基本需要对成功的治疗或减轻神经症具有首要的作用。应增强、鼓励他们的基本需要，减少和消除他们的病态需要，帮助患者发展他自己满足基本需要的能力，走上自我实现的道路。

（四）罗杰斯的人的主观性和人性观

1. 现象场　即个人内部的主观意识状态或体验。每个人都存在于以他自己为中心的不断改变的体验世界中。这个个人的世界可以被称作现象场或经验域。现象场包括有机体体验到的一切经历，即一个人面对的主观心理世界，包括意识到的和没有意识到的心理内容。

2. 人性观　人基本上是诚实的、善良的、可以信赖的。而某些“恶”的特性则是来源于社会，是由于防御的结果而并非出自本性，每个人都有着自我实现的倾向。

（五）自我与实现倾向

1. 实现倾向　是罗杰斯以人为中心的理论的一个假定。实现倾向是存在于所有生命身上一种明显的生长、发展、活动的趋势，趋向完善或完美的潜能，具有引导、调整、控制自己的能力，并可以作为区分一个有机体是有生命的还是无生命的鉴别标准。

2. 自我与自我实现　自我(ego)也称为自我概念(self concept)，是个体关于自己各方面的印象，包括个体意识中知觉到的所有关于他的存在和他的经验方面的东西，是一个人对他自己的知觉和认识。

理想自我(ideal self)是个体对希望自己是一个什么样的人的自我看法。

实现倾向指的是整体的人,包括意识与无意识、生理与认知,自我实现是实现倾向的子系统,是指意识知觉到的自我实现倾向。

3. 有机体的评价过程 是指有机体对体验的估量以及这种体验能否满足实现倾向的评价过程。幼儿时对自身的体验、经验评估的过程,是在无意识的有机体水平自发进行的。长大后,有机体评价过程更为有效,人们不但能及时地感觉到自己的经验和体验,并能有意识地评价这种经验和体验。

4. 价值条件(conditions of worth) 在婴儿早期发展中有一种对来自他人的关爱、接纳与积极评价的需要,即积极关注的需要(need of positive regard)。当其行为得到重要他人(如父母)的好评时,儿童的积极的评价的需要就得到了某种满足。但是这种积极关注往往是有条件的,如"你要乖,要听话"才能得到积极关注,否则得到的就是惩罚与排斥。因此随着孩子成才,接受到的条件越来越多,形成了孩子的另一种行为标准,即价值条件,也就是孩子知道要得到重要他人的积极关注,感到自己是有价值的,必须按照重要他人的期待行事,否则就得不到这种关注。价值条件这一现象在自我概念形成中起了很重要的作用,因为这意味着个体存在两种评价过程。第一种是有机体的评价过程,这种过程可以真实地反映实现的倾向。第二种是价值条件的过程,这是建立在他人评价的内化基础之上的,这一过程并不能真实地反映个体的实现倾向,相反却在妨碍着这种倾向。当个体过多地采取第二种评价过程时,就不能按照有机体评价过程生活,就会产生错误的知觉,并被吸收到自我概念中,从而在自我意识层面远离或背离自我的实现倾向。

(六) 自我概念与心理失调

1. 心理失调的观点 罗杰斯认为人是一种处于实现其自我概念过程中的人,心理失调与无效的自我概念密切相关。罗杰斯用潜知觉(subception)这一概念来解释与实现倾向相联系的自身感觉及本体体验被歪曲的机制。

2. 潜知觉(subception) 是本体体验与自我概念之间的一个有机体的防御性中介过程,它负责对自我概念构成威胁的那些经验或体验作出反应。

(七) 罗杰斯的心理治疗思想

1. 自我概念与有机体的自我经验的不一致主要源于自我概念受到外部教化因素的影响,个体把他人的价值观内化为自己的价值标准。

2. 相信人的潜力与自我实现的倾向。

3. 以人为中心的心理治疗,强调创造一个真诚一致、无条件积极关注和设身处地的理解的氛围和条件。

(八) 人本主义理论的贡献

1. 马斯洛与罗杰斯从不同的研究方向出发,形成了具有相同内涵的人格发展观,从而共同领导了以人的发展为中心的人本主义心理学运动。

2. 建构了一个新的心理学理论体系,在方法论上主张实现实验和经验(或主观)两种研究范式的统一。人本主义理论还促进了以人为本的心理治疗的发展,将治疗的着眼点放在人的成长和自我实现上。

(九) 局限

1. 过分强调人性自然因素的作用,忽视宏观社会环境和社会实践在形成和发展现实人性中的决定性意义，具有个人本位主义倾向。

2. 过分强调主观经验的重要性，缺乏有力的实验研究与佐证。

习题

一、名词解释

1. 缺失性需要
2. 成长性需要
3. 自我实现
4. 价值条件
5. 自我概念
6. 有机体的评价过程

二、选择题

【A1 型题】（单句型最佳选择题）

1. 人本主义是在哪个国家兴起的
   A. 美国　B. 德国　C. 英国
   D. 瑞士　E. 法国
2. 以下哪位是人本主义代表人物
   A. 皮亚杰　B. 罗杰斯　C. 斯金纳
   D. 阿德勒　E. 班杜拉
3. 马斯洛的需要层次理论包括
   A. 医疗的需要　B. 娱乐的需要　C. 创作的需要
   D. 审美的需要　E. 归属的需要
4. 罗杰斯理论的概念包括
   A. 正强化　B. 经典条件反射　C. 本我
   D. 价值条件　E. 替代学习
5. “实现倾向”的理论属于
   A. 精神分析　B. 行为治疗　C. 人本主义
   D. 认知疗法　E. 认知行为
6. 马斯洛认为需要的最高层次为
   A. 归属与爱的需要　B. 自我实现的需要　C. 尊重的需要
   D. 安全的需要　E. 基本需要
7. 人本主义的治疗要点包括
   A. 梦的分析　B. 生物反馈　C. 系统脱敏
   D. 强化　E. 无条件的积极关注

三、填空题

1. 马斯洛的第一类需要包括________、________、________。
2. 马斯洛的第二类需要包括________。

四、问答题

1. 罗杰斯认为心理失调的原因是什么？

2. 马斯洛关于心理问题和心理疾病的形成原因是什么？

3. 试述对人本主义的评价。

参考答案

一、名词解释

1. 缺失性需要：缺失性需要包括生理需要、安全需要、归属与爱的需要和尊重的需要，是人的基本生存需要，必须从外界获取，可激发缺失性动机并推动人的行为，促使人去获取他所缺乏的某种东西，一旦得到满足，紧张消除。

2. 成长性需要：成长性需要主要指自我实现需要，是一种超越了生存满足之后，发自内心的渴求发展和实现自身潜能的需要，可激发成长性动机，为人类所特有。

3. 自我实现 ：是一种不断实现潜能、智能和天资，完成天职、命运或禀性，更充分认识、承认人的内在天性，在人的内部不断趋向统一、整合的过程。自我实现的需要是超越性的，追求真、善、美，将最终导向完美人格的塑造。

4. 价值条件：在婴儿早期发展中有一种对来自他人的关爱、接纳与积极评价的需要，即积极关注的需要(need of positive regard)。当其行为得到他人(如父母)的好评时，儿童的积极的评价的需要就得到了某种满足。价值条件化的过程是建立在他人评价的内化基础之上的，这一过程并不能真实地反映个体的实现倾向，相反却在妨碍着这种倾向。当过多地采取第二种评价过程时，就不能按照有机体评价过程生活，就会产生错误的知觉，并被吸收到自我概念中，从而在自我意识层面远离或背离自我的实现倾向。

5. 自我概念：自我概念是个体关于自己各方面的印象，包括个体意识中知觉到的所有关于他的存在和他的经验方面的东西，是一个人对他自己的知觉和认识。

6. 有机体的评价过程：有机体的评价过程是指有机体对体验的估量以及这种体验能否满足实现倾向的评价过程。

二、选择题

1. A　2. B　3. E　4. D　5. C　6. B　7. E

三、填空题

1. 生理需要　安全需要　归属与爱的需要　尊重的需要

2. 自我实现需要

四、问答题

1. 罗杰斯认为心理失调的原因是什么？

答：罗杰斯认为，人是一种处于实现其自我概念过程中的人，心理失调与无效的自我概念密切相关。有效的自我概念允许人们真实地感知其经验或体验，而当经验遭到否认或歪曲时，自我概念与经验或体验就不一致了。无效的自我概念使人不能正确地感知其经验、体验，成为人们接受或拒绝他们经验的标准。最终，人们开始相信别人那些同他们消极的自我概念一致的评价，忽视了他们自己的感觉和内脏知觉，从而逐渐地疏离了他们真正的自我或机体自我。

2. 马斯洛关于心理问题和心理疾病的形成原因是什么？

答：马斯洛认为，长期处于基本需要缺失状态中的人会产生心理疾病和心理问题。心理疾病可以看做是患者没有能力认识并满足自己的需要，没有能力达到心理的健康状态，因此精神疾病是一种匮乏性疾病，可以解释成人性的退缩。

3. 试述对人本主义的评价。

答:(1) 贡献:马斯洛与罗杰斯从不同的研究方向出发,形成了具有相同内涵的人格发展观,从而共同领导了以人的发展为中心的人本主义心理学运动。建构了一个新的心理学理论体系,在方法论上主张实现实验和经验(或主观)两种研究范式的统一。人本主义理论还促进了以人为本的心理治疗的发展,将治疗的着眼点放在人的成长和自我实现上。

(2) 局限:过分强调人性自然因素的作用,忽视宏观社会环境和社会实践在形成和发展现实人性中的决定性意义,具有个人本位主义倾向。过分强调主观经验的重要性,缺乏有力的实验分析与佐证。

(张宛筑)

五、心理生物学理论

(一) 心理生物学研究历史

1. 20 世纪 20 年代,美国生理学家 Cannon 提出了应急反应概念和机体内平衡理论。同一时期,前苏联著名神经生理学家 Pavlov 提出了情绪的动力定型和高级神经活动学说,认为高级神经活动控制情绪并调节内脏功能,并进一步推论,高级神经活动的异常可导致内脏功能失调,使机体产生各种各样的疾病。

2. 20 世纪 30 年代,加拿大生理学家 Selye 创立了著名的应激学说。认为应激是机体对恐惧等各种有害因素进行抵御的一种非特异性反应,表现为一般适应综合征。

3. 20 世纪 40 年代,Hess 首先利用电刺激方法研究动物的情绪反应,发现"情绪中枢",他的发现为中枢控制情绪的假设提供了丰富的证据。

4. 美国心理医生 Wolff 是心理生物学研究的代表人物,他在 1943 年出版的 Human Castric Function 中详细描写了一个叫汤姆的胃瘘患者日常生活中各种精神因素对胃液分泌的影响,阐述了人类心理变量和生物学变量之间的关系,探讨了心理社会因素与生理因素相互作用对人类健康的影响。

(二) 心理生物学的主要研究领域

1. 遗传学的研究　研究已经表明很多精神疾病属于多基因遗传病。目前常用的遗传学研究技术和方法包括正向遗传学方法、反向遗传学方法、表观基因组学、DNA 重组技术及聚合酶链反应(PCR)技术、人类基因组计划中关于基因识别、测序、基因组作图、转基因动物等。可用于对阿尔茨海默病(AD)、情感障碍、强迫症、惊恐发作和儿童多动症及相关疾病和精神障碍的遗传基础的研究。

2. 神经内分泌的研究　心理行为与神经内分泌调节之间的关系十分密切,其中由下丘脑、垂体和靶器官构成的几个轴起到了重要的调节作用:下丘脑 - 垂体 - 甲状腺(HPT)轴;下丘脑 - 垂体 - 肾上腺(HPA)轴;下丘脑 - 垂体 - 性腺(HPG)轴。

此外,生长激素(GH)、催乳素(PRL)、缩胆囊素(CCK)和血管紧张素(VAP)等也具有重要的神经内分泌功能,可影响正常与异常心理的发生发展过程。

3. 中枢神经递质的研究　目前的研究已证明乙酰胆碱(ACh)、去甲肾上腺素(NE)、多巴胺(DA)、5- 羟色胺(5-HT)、谷氨酸、γ- 氨基丁酸(GABA)等经典的神经递质在正常和异常的心理活动中发挥了作用。

4. 神经免疫学的研究　目前已经在几乎所有的免疫细胞上发现了神经递质和激素的受体,同样,神经递质和激素的受体也大多数都已在免疫细胞上发现。心理因素和神经 - 内分泌 - 免疫系统有很密切的关系。

5. 脑功能定位研究 1861年法国外科医生、神经病理学家布罗卡发现，患者言语表达障碍与左额叶后部病变有关，提出了“我们用左大脑半球说话”，1874年德国神经医学家韦尼克又描述了一起左颞上回病变引起语言理解困难的病例。这些发现提示心理活动可以像感觉、运动等初级功能一样定位于脑皮层的特定区域。美国神经心理学家斯佩里对经过割裂脑手术的患者进行了数年精细的实验研究，发现胼胝体切断以后，左、右半球便独立地进行活动，左右脑的功能分立就是通过这些行为实验被证实的。前苏联神经心理学家鲁利亚（1973）根据大脑皮质细胞的结构和功能特点，把大脑皮质分为三级功能区。

6. 脑影像技术 目前用于脑定位、脑功能及脑代谢研究的脑影像技术包括磁共振成像（MRI）、功能磁共振成像（fMRI）、磁共振弥散张量成像（DTI）、正电子发射断层显像（PET）、单光子发射型计算机断层仪（SPECT）等。

7. 神经电生理及其他研究 事件相关电位（ERPs）、脑磁图（MEG）、脑电图（EEG）及相应的睡眠脑电图及脑地形图等是目前主要的神经电生理研究方法，用于探索各种心理活动（如准备、期待、注意、动机及觉醒等）的神经电生理基础。

另外还有心理应激测试术（MST），即以心理作业（如问题解决、信息处理、心理运动、情感状态、厌恶或痛苦等作业）为应激源，同时配合各种生物参数的记录，主要用于各系统的心理生理研究。

习题

一、名词解释

一般适应综合征

二、选择题

【A1型题】（单句型最佳选择题）

1. 体现了心理生物学研究特点的是
   A. 詹姆斯-兰格情绪理论　B. 坎农-巴德情绪丘脑说
   C. 行为学派的情绪理论　D. 情绪的激活理论
   E. 情绪动机理论
2. 与精神分裂症的阳性症状有关的中枢神经递质是
   A. 去甲肾上腺素（NE）　B. 5-羟色胺（5-HT）　C. 乙酰胆碱（ACh）
   D. 多巴胺（DA）　E. 谷氨酸（Glu）
3. 目前用于进行脑定位、脑功能、脑代谢及某些精神异常机制研究的技术是
   A. 神经内分泌的研究技术　B. 心理应激测试术　C. 脑影像技术
   D. 遗传学研究技术　E. 神经电生理技术
4. 心理生物学研究心身相互作用中一般不涉及的系统是
   A. 中枢神经系统　B. 周围神经系统　C. 内分泌系统
   D. 社会系统　E. 免疫系统

三、填空题

1. 神经内分泌的研究中起重要调节作用的三个轴是：________、________以及________。
2. 现在一般认为，许多精神疾病属于________。

四、问答题

1. 心理生物学理论的主要研究领域有哪些?

2. 目前用于脑定位、脑功能及脑代谢研究的脑影像技术有哪些?

参考答案

一、名词解释

一般适应综合征　当机体遭受外界各种有害刺激时都会产生一系列的非特异性反应,即一般适应综合征。

二、选择题

1. B　　2. D　　3. C　　4. D

三、填空题

1. 下丘脑 - 垂体 - 肾上腺(HPA)轴　下丘脑 - 垂体 - 甲状腺(HPT)轴　下丘脑 - 垂体 - 性腺轴

2. 多基因遗传病

四、问答题

1. 心理生物学理论的主要研究领域有哪些?

答:心理生物学理论的主要研究领域有:①遗传学的研究;②神经内分泌的研究;③中枢神经递质的研究;④神经免疫学的研究;⑤脑功能定位研究;⑥脑影像技术;⑦神经电生理及其他研究。

2. 目前用于脑定位、脑功能及脑代谢研究的脑影像技术有哪些?

答:目前用于脑定位、脑功能及脑代谢研究的脑影像技术包括磁共振成像(MRI)、功能磁共振成像(fMRI)、磁共振弥散张量成像(DTI)、正电子发射断层显像(PET)、单光子发射型计算机断层仪(SPECT)等。

(李长瑾　何金彩)

第五章
心 理 评 估

学习目标

1. 掌握　心理评估的目的和意义;心理测验的定义;标准化心理测验的基本条件;心理测验的原则和应用;智商的定义和分级;离差智商、比率智商的概念;人格测验的概念、分类和应用;神经心理测验的概念; SCL-90、SDS、SAS 等常用的评定量表的作用。

2. 熟悉　心理测验的分类;智力测验的目的和使用;常用智力测验与发展量表的适用范围及理由;MMPI 分量表的意义及结果分析; EPQ 分量表的意义及结果分析;常用神经心理测验的分类和应用;常用自评和他评评定量表的使用方法;心理评估专业人员的条件要求。

3. 了解　标准化心理测验的技术指标分类和计算方法;常用智力测验与发展量表的分测验内容及功能;洛夏墨迹测验及其应用;H-R 神经心理成套测验的主要内容和分析提纲;心理评估的发展与现状。

重点和难点内容

一、心理评估概述

(一) 心理评估(psychological assessment)

是依据心理学的理论和方法对人的心理品质及水平所作出的鉴定。

心理诊断(psychological diagnosis):是对有心理问题或心理障碍的人作出心理方面的判断和鉴别。心理评估与心理诊断的概念在某些方面是一致的,心理评估的范畴比心理诊断更广泛。

(二) 心理评估的作用

心理评估在医学心理学中起着非常重要的作用。

1. 心理评估是临床心理学的两个基本任务之一　临床心理学是医学心理学的一个大的领域,其两大任务是临床心理评估和心理干预(如心理咨询或心理治疗等)。心理评估既是心理干预的重要前提和依据,又可对心理干预的效果作出判定。

2. 心理评估在医学心理学的其他领域也起着很大的作用　心理评估有助于医护人员把握和了解患者患病前和发病过程中存在的心理问题或心理障碍。这既对做好躯体疾病的心理护理工作至关重要,也是预防和治疗心身疾病的重要方面。

心理评估有助于维护和促进正常人群的心理健康。首先,可用于了解不同个体的心理特征,从而有的放矢地指导不同人群的心理卫生;其次,可研究和评估某些不健康行为及其心理影响,从而促进改变以维持心理健康。

(三) 心理评估的方法

1. 观察法(observation method) 是通过对被评估者的行为表现直接或间接(通过摄录像设备等)的观察或观测而进行心理评估的一种方法。分为自然情境中的观察和特定情境下的观察。

自然情境指的是被观察者生活、学习或工作未被干扰下的原本状态。自然情境下的观察十分必要,但面临一些困境:评估者的困难;对被观察者的干扰;道德和法规的约束等。

特定情境的含义:①平时很少遇到、比较特殊的情境。被观察者表现出比较典型、特殊的行为反应。这样的情境比较难遇,也较难控制。②心理评估者人为设置、可以控制的情境。较多用。观察方式:"单向玻璃室";摄录像技术(监视器)。被观察者一般需要被告知他(她)正在被观察;不具备自知能力的被观察者需要告知其监护人或家属。

2. 会谈法(interview method) 也称"交谈法"、"晤谈法"等。其基本形式是主试者与被评估者面对面的语言交流。会谈的形式包括自由式会谈和结构式会谈两种。自由式会谈的话题开放,气氛轻松,被评估者自由表达,受约束少,但耗时多、内容松散,影响效率,主试者的主观印象或偏见影响结果评价。结构式会谈是根据评估目的预先设计一定的结构和程序,话题限定,节省时间,效率较高,但会使被评估者拘谨,不自在。

评估者需掌握的会谈技术:①言语沟通:听的技巧:耐心倾听、抓住细节,注意搜集情绪、行为、表达、逻辑等方面的情况,综合分析判断。说的技巧:重述、释义、澄清、概括、通情等。②非言语沟通:通过微笑、点头、注视、身体前倾等表情和姿势表达接受、肯定、关注、鼓励等思想感情,促进合作,启发引导,深入话题。

3. 调查法 因有些资料不能从当事人那里获得,或虽然可以获得但可信度不够时,而需要从相关的人或材料那里得到的一种间接的、迂回的方式。可分为历史调查和现状调查。历史调查主要是了解被评估者过去的情况,以档案、书信、日记、各种证书、履历表以及与当事人有关的人和事等为调查重点。现状调查主要围绕与当前问题有关的内容,以与当事人关系密切的人为调查重点。须注意间接的旁证并不总是客观的。调查形式包括一般询问和调查表(问卷)。调查法优点:广泛而全面。缺点:间接评估,易受被调查者主观因素影响。

4. 心理测验法 心理测量是依据一定法则,用数量化手段对心理现象或行为加以确定和测定。心理测验是心理测量的工具,为了使测量结果便于比较和数量化分析,心理测量主要采用量表的形式进行。量表是由一些经过精心选择的,一般能较正确而可靠地反映人的某些心理特点的问题或操作任务所组成。测量时让受试者对测量内容做出回答或反应,然后根据一定标准计算得分,从而得出结论。

在心理评估中,心理测验(psychological test)占有十分重要的地位。它可对心理现象的某些特定方面进行系统评定,采用标准化、数量化的原则,所得到的结果参照常模进行比较,避免了一些主观因素的影响,使结果评定更为客观。心理测验的应用范围广,种类繁多。在医学领域内所涉及的心理测验内容主要包括器质和功能性疾病的诊断中与心理学有关的各方面问题,如智力、人格、特殊能力、症状评定等。在一定范围内结合其他资料正确发挥心理测验适当而有效的作用。

评定量表与心理测验有许多相似之处,如大多采用问卷的形式测评、多以分数作为结果的评估、以标准化的原则为指导等。但评定量表强调简便、易操作、使用方便,因此其在编制的理论指导方面要求并不严格,测验的材料也无须严格保密,允许出版发行,使用者无须经过特殊培训,应用广泛。

(四) 心理评估的一般过程

1. 确定评估目的 先确定来访者或提出评估要求者的首要问题,进而确定评估目的。

2. 明确评估问题与方法　详细了解被评估者的当前心理问题；问题的起因及发展；影响因素；早年经历、家庭背景、当前的适应、人际关系等。主要应用调查法、观察法和会谈法。

3. 了解特殊问题　深入了解和评估特殊问题、重点问题。可借助心理测验法、"作品"分析法。

4. 结果描述与报告　分析、处理所收集的资料，写出评估报告、作出结论，并解释，以确定下一步的目标。

（五）心理测验发展

1884年，英国心理学家高尔顿（Calton）在英国国际博览会上建立了一个人类学测量实验室，他还将统计学方法用于心理测量。1890年卡特尔首先使用了"心理测验"的概念，并指出心理测验应当建立在统计学与实验室的基础上。1905年，法国心理学家比奈（Binet）和西蒙（Simon）编制了比奈-西蒙量表（Binet-Simon scale），标志着人们对智力的鉴别进入了数量化阶段。美国斯坦福大学Terman在其修订本中提出了智商的概念。第一次世界大战期间，出现了"团体测验"。第二次世界大战时，美国心理学家韦克斯勒（Wechsler）提出了离差智商的概念。

（六）标准化心理测验的基本条件

测量误差(error)是指与测验目的无关的因素所引起的测验结果不稳定或不准确的效应。来源：①施测条件；②主试者因素；③受试者因素：应试动机、测验焦虑、生理状态。心理测验的标准化是减少测量误差，使测量结果可靠和有效。具体包括：编制程序标准；技术指标达标；实测过程规范。

技术指标主要有信度、效度及常模等。信度（reliability）是指一个测验工具在对同一对象的几次测量中所得结果的一致程度。它反映工具的可靠性和稳定性。效度（validity）指一个测量工具能够测量出其所要测东西的真实程度。它反映工具的有效性、正确性。常模（norm）是指某种测验在某种人群中测查结果的标准量数，即可比较的标准。每种心理测验工具都要有自己的常模，同一量表在不同区域不同时代都要重新修订和建立新的常模。建立常模的过程：①确定一般总体；②选择有代表性的样本（标准化样本）；③对标准化样本进行测量；④测量结果进行统计处理。不同测验的常模具有不同含义和不同形式。常模的形式：平均值、标准分（T分数、Z分数、百分位、标准九分、划界分等）等。

（七）应用心理测验的基本原则

1. 标准化原则　标准化的工具，严格遵守指导手册。

2. 保密原则　对测验的内容、答案及记分方法的保密；对测验结果的保密。

3. 客观性原则　结果的解释要符合受试者的实际情况，结合生活经历、家庭、社会环境以及通过会谈、观察法所获得的各种资料全面考虑。

（八）心理测验的类型及应用

心理测验根据其功能、测量方法，以及测验材料的性质等可以有不同的分类。

1. 根据功能分类

（1）智力测验：主要应用于儿童智力发育的鉴定、脑器质性损害及退行性病变的参考指标、特殊教育或职业选择的参考。

（2）人格测验：多用于心理障碍患者的诊断和病情预后的参考、科研或心理咨询对人格的评价等。

（3）神经心理学测验：用于脑器质性损害的辅助诊断和脑与行为关系的研究。

（4）评定量表：对临床工作以及科研等具有特殊的意义和应用价值。

2. 根据测验方法分类

（1）问卷法：结构式问题，让被试者以"是"或"否"或在有限的几种选择上作出回答。评分容易，易于统一处理。见于人格测验、评定量表等。

(2) 作业法:非文字的形式,受试者实际操作。多用于测量感知和运动等操作能力。主要用于婴幼儿及受文化教育因素限制的受试者。

(3) 投射法:测验材料无严谨的结构,受试者根据自己的理解随意作出回答,借以诱导出受试者的经验、情绪或内心冲突。投射法多用于测量人格、异常思维的检测。

3. 其他分类 根据测验人数可分为个别测验和团体测验。根据沟通方式可分为言语测验和非言语(或称操作)测验等。

习题

一、名词解释

1. 心理评估
2. 心理诊断
3. 测量误差
4. 信度

二、填空题

1. 心理评估常用的方法包括观察法、________、________和________。
2. 测量误差是指与________无关的因素所引起的测验结果________或________的效应。
3. 根据功能,可以把心理测验分为人格测验、________、________和评定量表。

三、选择题

【A1 型题】(单句型最佳选择题)

1. 一种间接的心理评估方法是

A. 调查法　　B. 观察法　　C. 心理测验法
D. 会谈法　　E. 作品分析法

2. 心理评估中,为了解被评估者的当前心理问题常用的心理评估方法不包括

A. 调查法　　B. 观察法　　C. 心理测验法
D. 会谈法　　E. 作品分析法

3. 对于心理测量来说,**不正确**的描述是

A. 测验工具需具有一定的信度和效度
B. 需采用标准化的测量工具
C. 用数量化的手段测定心理现象或行为
D. 也采用调查、会谈等常用方法
E. 为了使测量结果便于比较和数量化分析,心理测量主要采用量表的形式进行

4. 作业法常用于

A. 异常思维的检测　　B. 学校团体施测　　C. 抑郁症患者
D. 婴幼儿被试　　E. 智力障碍被试

5. 心理测验的误差来源中,**不属于**受试者因素的是

A. 生理状态　　B. 应试动机　　C. 测验焦虑
D. 偏好态度　　E. 年龄性别

【B1 型题】(标准配伍题)

(6~7 题共用备选答案)

A. 人格测验
B. 特殊教育或职业选择
C. 特殊能力测验
D. 神经心理学测验
E. 婴幼儿及受文化教育因素限制的受试者

6. 投射法经常用于

7. 作业法经常用于

四、问答题

1. 简述心理评估的一般过程和常用方法。

2. 标准化的心理测验有哪些要求?

3. 应用心理测验的基本原则有哪些?

参考答案

一、名词解释

1. 心理评估:是依据心理学的理论和方法对人的心理品质及水平所作出的鉴定。

2. 心理诊断:是对有心理问题或心理障碍的人做出心理方面的判断和鉴别。

3. 测量误差:是指与测验目的无关的因素所引起的测验结果不稳定或不准确的效应。

4. 信度:是指一个测验工具在对同一对象的几次测量中所得结果的一致程度。它反映工具的可靠性和稳定性。

二、填空题

1. 会谈法　调查法　心理测验法

2. 测验目的　不稳定　不准确

3. 智力测验　神经心理学测验

三、选择题

1. A　2. D　3. D　4. C　5. D　6. A　7. E

四、问答题

1. 简述心理评估的一般过程和常用方法。

答:心理评估的一般过程包括:①确定评估目的;②明确评估问题与方法;③了解特殊问题;④结果描述与报告。

心理评估的常用方法有:

观察法:是通过对被评估者的行为表现直接或间接(通过摄录像设备等)的观察或观测而进行心理评估的一种方法。

会谈法:其基本形式是主试者与被评估者面对面的语言交流。

调查法:有些资料因不能从当事人那里获得,或虽然可以获得但可信度不够时,而需要从相关的人或材料那里得到的一种间接的、迂回的方式。

心理测验法:对心理现象的某些特定方面进行系统评定,采用标准化、数量化的原则,所得到的结果参照常模进行比较,避免了一些主观因素的影响,使结果评定更为客观。

2. 标准化的心理测验有哪些要求?

答:心理测验的标准化是减少测量误差,使测量结果可靠和有效。测验的标准化涉及几个方面：一是在测验的编制过程中需要按照一套标准的程序建立测验内容、制定评分标准、固定实施方法；二是所编制的测验需要具备心理测量学的技术指标，并且达到一定标准；三是在测验实施过程中施测人员要严格按照测验的操作规程执行。

3. 应用心理测验的基本原则有哪些？

答：标准化原则：标准化的工具，严格遵守指导手册。

保密原则：对测验的内容、答案及记分方法的保密；对测验结果的保密。

客观性原则：结果的解释要符合受试者的实际情况，结合生活经历、家庭、社会环境以及通过会谈、观察法所获得的各种资料全面考虑。

（赵亚婷 郝树伟）

二、智力测验

（一）智商（intelligence quotient，IQ）

智力测验结果的量化单位，用于衡量个体智力发展水平的一种指标。

（二）比率智商（ratio IQ）

计算方法为：IQ=MA/CA × 100，它有一定局限性。

（三）离差智商（deviation IQ）

计算公式为 IQ=100+15（X−M）/S。离差智商克服了比率智商计算受年龄限制的缺点，已成为通用的智商计算方法。

（四）智力分类和分级

可以按一定标准来分出种类和等级。目前智力主要采用 IQ 分级方法，这也是国际常用的分级方法。

（五）智力测验工具

目前智力测验工具数目较多，国际通用的有韦氏智力量表（Wechsler intelligence scale，W-S）、斯坦福 - 比奈智力量表（S-B）和考夫曼（Kaufman）儿童能力成套测验（K-ABC）等。在临床中用得最多的是韦氏智力量表。

（六）韦氏智力量表

包括成人（16 岁以上）、儿童（6~16 岁）和学龄前期（4~6 岁）3 个年龄版本，均采用离差智商的计算方法。中国修订韦氏成人智力量表（WAIS-RC），全量表共含 11 个分测验，其中 6 个分测验组成言语量表（VS），5 个分测验组成操作量表（PS）。完成全部项目测试后，分别查相应的换算表，可得到各分测验量表分及三个智商。分测验量表分反映各所代表的心理功能情况，而全量表智商（FIQ）可代表被试者的总智力水平，言语智商（VIQ）代表言语智力水平，操作智商（PIQ）代表操作智力水平。

（七）斯坦福 - 比奈量表（S-B）

是根据世界第一个智力量表即比奈量表修订而成，在教育上使用较多。

（八）考夫曼儿童能力成套测验（K-ABC）

是目前国外比较新颖的儿童智力量表，在临床、教育评估及心理学基础研究领域有一定应用价值。

（九）儿童早期发展量表

主要包括身体生长和心理发展两大内容，其中心理发展又以适应行为为重点。因为 4 岁以前婴幼儿的智力和生理功能的发展和分化不完全，用测验的方法难以清晰地区分，因此，0~3 岁多采用发展量表评估智力水平，4 岁以后多采用智力测验和适应行为量表来测查智力水平。常用的有贝利（Bayley）婴幼儿发展量表、丹佛（Denver）发展筛查测验、盖塞尔（Gesell）发展诊断量表。

（十）适应行为量表

用于评估个体适应行为发展水平和特征，广泛应用于智力低下（MR）的诊断、分类、训练及特殊教育等领域。适应行为评定在 MR 诊断上与智力测验具有同样的重要性。

习题

一、名词解释

1. 智商
2. 智力测验

二、填空题

1. 韦氏智力量表全量表共有 11 个分测验，其中 6 个分测验组成言语量表，5 个分测验组成操作量表。根据测验结果，按常模换算出三个智商，即________智商、________智商和________智商。
2. 韦克斯勒智力量表根据年龄可分为________、________和________等三类。

三、选择题

【A1 型题】（单句型最佳选择题）

1. 按韦氏智力量表划分标准，轻度智力低下是指智商在
   A. 85~115　　B. 70~85　　C. 50~69
   D. 40~55　　E. 25~39
2. 某儿童韦氏智力测验总智商为 78，表示该儿童属于
   A. 轻度智力低下　　B. 边界智力　　C. 中度智力低下
   D. 重度智力低下　　E. 智力正常
3. 按韦氏智力量表划分标准，智商在 35~49 之间属于
   A. 中度智力低下　　B. 重度智力低下　　C. 轻度智力低下
   D. 边界智力　　E. 智力正常
4. 在离差智商公式 IQ=100+15（X–M)/S 中，S 表示
   A. 受试者在智力测验的成绩　　B. 样本成绩的标准差
   C. 该年龄阶段样本在智力测验的平均成绩　　D. 该年龄组的人数
   E. 标准分数
5. 在比率智商公式 IQ=MA/CA × 100 的公式中，MA 表示
   A. 实际年龄　　B. 平均年龄　　C. 标准年龄
   D. 智力年龄　　E. 智力分数
6. 韦克斯勒智力测验主要分为
   A. 推理与逻辑测验　　B. 表达与投射测验
   C. 一般能力与特殊能力测验　　D. 言语与操作量表测验
   E. 词汇与动作测验
7. 以下哪一项是目前临床使用最广泛的智力测验量表
   A. 韦氏智力量表
   B. 斯坦福 - 比奈智力量表（B-C）

C. 考夫曼(Kaufman)儿童能力成套测验(K-ABC)

D. 瑞文智力测验

E. 比奈量表

8. 世界上第一个智力量表是

A. 韦氏智力量表　　B. 儿童发展量表　　C. 适应行为量表

D. 瑞文智力测验　　E. 比奈量表

四、问答题

简要说明如何根据 IQ 值将智力水平进行分级。

参考答案

一、名词解释

1. 智商:是智力的量表单化,即通过智力测验将智力水平数量化,以数字的形式表达出来,便于人们的理解与比较。

2. 智力测验:是评估个人一般能力的方法,它是根据有关智力的理论或智力概念经标准化过程编制而成。

二、填空题

1. 全量表　言语　操作

2. 韦氏成人智力量表　韦氏儿童智力量表　韦氏幼儿智力量表

三、选择题

1. C　2. B　3. A　4. B　5. D　6. D　7. A　8. E

四、问答题

简要说明如何根据 IQ 值将智力水平进行分级。

答:根据 IQ 值可将智力水平分为极超常(≥130),超常(120~129),高于平常(110~119),平常(90~119),低于平常(80~89),边界(70~79),轻度智力低下(50~69),中度智力低下(35~49),重度智力低下(20~34),极重度智力低下(<20)。

(刘　畅　栾树鑫)

三、人格测量

1. 人格　是指一个人的思维、情绪和行为的特征模式,以及这些模式背后隐藏或外显的心理机制,即每个人身上都存在的一些持久、稳定的特征。每一种人格理论都假定这种个别差异的存在,并假定这些差异是可以测量的。

2. 测量人格的技术和方法　包括观察、访谈、行为评定量表、问卷法、投射测验等,最常用的方法为问卷法(即自陈量表)和投射法,前者包括明尼苏达多项人格调查表、艾森克人格问卷、卡特尔人格测验等,后者包括洛夏墨迹测验、主题统觉测验等。

3. 明尼苏达多项人格调查表(Minnesota multiphasic personality inventory,MMPI)　为 Hathaway SR 和 McKinley JC 等在 1940 年初根据经验效标法编制,最初只作为一套对精神病有鉴别作用的辅助量表,后来发展为人格量表。MMPI 主要用于病理心理研究,协助临床诊断,在精神医学、心身医学、行为医学、司法鉴定等领域应用十分广泛。MMPI 适用于 16 岁以上,至少有 6 年教育年限者。该量表既可个别施测,也可团体测查。MMPI 共有 566 个自我陈述形式的题目,其中 1~399 题与临床有关。MMPI 常用 4 个效度量表(疑问、掩饰、效度、校正分)和 10 个临床量表(疑病量表、抑郁量表、癔症量表、精神病态性偏倚量表、男子气或女子气量表、妄想量表、精神衰弱量表、精神分裂症量表、躁狂症量表、社会内向量表)。各量表结果采用 T 分形式,可在 MMPI 剖析图上标出。一般某量表 T 分高于 70 则认为存在该量表所反映的精神病理症状,比如抑郁量表≥70 分认为存在抑郁症状。但具体分析时应综合各量表 T 分高低情况解释。

4. 艾森克人格问卷(Eysenck personality questionnaire,EPQ) 由英国心理学家 Eysenck HJ 与其夫人采用主成分分析法编制。成人问卷适用于测查 16 岁以上的成人,儿童问卷适用于 7~15 岁儿童。EPQ 由三个人格维度量表(神经质 N、内 - 外向 E、精神质 P)和一个效度量表(掩饰 L)组成。EPQ 结果采用标准分 T 分表示,根据各维度 T 分高低判断人格倾向和特征。还将 N 维度和 E 维度组合,进一步分出外向稳定(多血质)、外向不稳定(胆汁质)、内向稳定(黏液质)、内向不稳定(抑郁质)四种人格特征,各型之间还有移行型。

5. 卡特尔 16 项人格因素问卷(16 personality factor questionnaire,16PF) 是 Cattell RB 采用主成分分析法编制而成,他认为 16 个根源特质是构成人格的内在基础因素,测量这些特质即可知道个体的人格特征。适用于 16 岁以上并有小学以上文化程度者;E 式为 128 项,专为阅读水平低的人而设计。16PF 主要用于确定和测量正常人的基本人格特征,并进一步评估某些次级人格因素。16PF 结果采用标准分(Z 分)。通常认为 <4(1~3 分)分为低分,>7(8~10 分)分为高分。高、低分结果均有相应的人格特征说明。

习题

一、名词解释

1. 人格
2. 16PF

二、选择题

【A1 型题】(单句型最佳选择题)

1. 关于明尼苏达多项人格调查表,以下说法**错误**的是

A. 该量表最初就作为人格量表出现

B. 包含临床有关的题目以及其他研究用的题目

C. 是美国出版《心理测验年鉴》中最常用的人格量表

D. 其结果可用多种计算机辅助分析和解释系统进行处理

E. 依据主成分分析法编制

2. 在 MMPI 的 10 个临床量表中,高分反映对心身症状的过分关注和敏感,自我中心、自大、自私、期待更多的注意的为

A. 疑病量表　B. 抑郁量表　C. 癔症量表

D. 精神衰弱量表　E. 社会内向量表

3. "抑郁质"的人格特征是内向不稳定,则他们在艾森克人格问卷(EPQ)的得分可能为

A. N 高 E 低　B. N 低 E 高　C. N 高 E 高

D. P 高 E 低　E. P 低 E 高

4. 卡特尔 16 项人格因素问卷,用来测量 16 个特质,**不包括**以下哪项

A. 稳定性　B. 有恒性　C. 敏感性

D. 伤害躲避性　　E. 紧张性

5. 根据人格维度理论,以下形容词中,不是同类的为

A. 焦虑　　B. 躁狂　　C. 神经质

D. 情绪不稳　　E. 外向

【A2 型题】(病例摘要型最佳选择题)

6. 病人,男,31 岁,人格特点主要有孤独、缺乏同情心、不关心他人、难以适应外部环境、好攻击、与别人不友好等特征,根据艾森克人格问卷,其在下列哪个维度上得分较高

A. 神经质　　B. 精神质　　C. 内 - 外向

D. 多血质　　E. 胆汁质

【B1 型题】(标准配伍题)

(7~8 题共用备选答案)

A. 精神病态性偏倚量表　　B. 妄想量表　　C. 精神衰弱量表

D. 精神分裂症量表　　E. 躁狂量表

7. 以下 MMPI 的临床量表中,高分提示社会适应差,冲动敌意,攻击性倾向的是

8. 以下 MMPI 的临床量表中,高分者可能存在幻觉妄想,情感不稳的是

三、问答题

简要回答 NEO 人格问卷修订版作为经典的人格量表,可以用来测量的大五因子。

参考答案

一、名词解释

1. 人格:是指一个人的思维、情绪和行为的特征模式,以及这些模式背后隐藏或外显的心理机制,即每个人身上都存在的一些持久、稳定的特征。

2. 16PF:即卡特尔 16 项人格因素问卷,为卡特尔采用主成分分析方法设计而成,他认为 16 个根源特质是构成人格的内在基础因素,测量这些特质即可知道个体的人格特征。

二、选择题

1. A　2. C　3. A　4. D　5. B　6. B　7. A　8. D

三、问答题

简要回答 NEO 人格问卷修订版作为经典的人格量表,可以用来测量的大五因子。

答:经验开放性(openness to experiences),责任心(conscientiousness),外向性(extraversion),宜人性(agreeableness),神经质(neuroticism)。

(范虹颖　王　伟)

四、神经心理学测验

1. 神经心理测验是神经心理学研究的重要方法之一,用于人类脑功能的评估,包括感知觉、运动、言语、注意、记忆、思维等。它可用于正常人,更常用于脑损伤患者的临床诊断和严重程度评估。

2. 按测验形式,神经心理测验有单项测验和成套测验两种。前者只有一种项目形式,测量一种神经心理功能,常用于神经心理筛选;而后者有多种项目形式,能较全面地测量神经心理功能。

3. 神经心理筛选测验用于筛查患者有无神经学问题，并初步判断是器质性还是功能性问题，以决定患者是否进行更全面的神经心理功能和神经病学检查。常用测验方法有 Bender-Gestalt 测验、Wisconsin 卡片分类测验、Benton 视觉保持测验、快速神经学甄别测验、皮肤电反应、Stroop 测验、线段中分试验等。

4. 成套神经心理测验一般含有多个分测验，各分测验形式不同，分别测量一种或多种神经心理功能，从而可以对神经心理功能作较全面的评估。成套神经心理测验品种较多，其中 H-R 成套神经心理测验为 Halstead WC 编制，Reitan RM 加以发展而成。用于测查多方面的心理功能或能力状况，包括感知觉、运动、注意力、记忆力、抽象思维能力和言语功能等。此测验有成人、儿童、幼儿三式。我国修订的成人式 H-R 测验包括范畴测验（category test）、触摸操作测验（tactual performance test）、节律测验（rhythm test）、手指敲击测验（finger tapping test）、Halstead-Wepman 失语甄别测验（Halstead-Wepman aphasia screening test）、语声知觉测验（speech-sounds perception test）、侧性优势检查（lateral dominance test）、握力测验（grip strength test）、连线测验（trail making test）、感知觉障碍测验（sensory perceptual disturbance test）。

习题

一、名词解释

神经心理测验

二、选择题

1. 关于神经心理测验，下述说法**错误**的是
   A. 神经心理测验常用于脑损伤患者的临床诊断
   B. 单项神经心理测验能较全面地测量神经心理功能
   C. 按测验形式，有单项和成套测验两种，可用于脑损伤严重程度的评估
   D. 用于人类脑功能的评估，包括感知觉、运动、言语、注意、记忆、思维等
   E. 成套神经心理测验的多个分测验分别测量一种或多种神经心理功能

2. 皮肤电反应，测量的是全身最大的器官——皮肤的电阻，其原理主要是交感兴奋导致汗腺活动增加，进而引起电阻的增加，因此，它不可用于哪些方面的评估
   A. 焦虑水平　　B. 紧张水平　　C. 测谎仪
   D. 注意力水平　　E. 交感兴奋

3. 对于 Stroop 测验，下列说法**错误**的是
   A. 常用于注意缺陷多动综合征、阿尔茨海默病等的粗略筛选
   B. 命名色彩所花的时间比阅读花的短，该效应称为 Stroop 效应
   C. Stroop 效应之所以存在，是因为信息间的干扰会影响信息处理速度
   D. Stroop 效应产生的原因，有信息处理速度理论和注意选择理论两种解释
   E. 用来测查被试注意力的灵活性、选择性

4. 以下测验中，**不能**测查大脑两半球功能差别的是
   A. 侧性优势检查　　B. 握力测验　　C. 连线测验
   D. 感知觉障碍测验　　E. 线段中分试验

【A2 型题】（病例摘要型最佳选择题）

5. 病人，女，56 岁，近期出现注意力分散、瞬间记忆力下降症状，需要用神经心理测验了解其

右半球功能情况，选用下列哪种测验较为合适

A. 范畴测验　B. 触摸操作测验　C. 节律测验

D. 手指敲击测验　E. 语声知觉测验

【B1 型题】(标准配伍题)

(6~7 题共用备选答案)

A. 线段中分试验　B. Stroop 测验　C. 连线测验

D. Wisconsin 卡片分类测验　E. 侧性优势检查

6. 以下神经心理测验中，用于测查半球优势的是

7. 以下神经心理测验中，用于测查注意力的灵活性、选择性的是

(8~9 题共用备选答案)

A. 学习相关功能　B. 推理能力　C. 左右半球功能差异

D. 空间知觉　E. 注意力

8. 触摸操作测验要求被试在蒙着双眼的情况下，凭感知觉将不同形状的形块放入相应的木槽中。分利手、非利手、双手三次操作，最后使之回忆这些形块的形状和位置。该测验能测查

9. 连线测验要求被试将纸上散在的 25 个阿拉伯数字或英文字母按顺序连接，或交替连接阿拉伯数字和英文字母。该测验能反映

三、问答题

1. 简述线段中分试验及其应用。

2. 简述皮肤电反应及其原理。

参考答案

一、名词解释

神经心理测验：是神经心理学研究的重要方法之一，用于人类脑功能的评估，包括感知觉、运动、言语、注意、记忆、思维等。它可用于正常人、更常用于脑损伤患者的临床诊断和严重程度评估。按测验形式，神经心理测验有单项测验和成套测验两种。

二、选择题

1. B　2. D　3. B　4. C　5. C　6. A　7. B　8. C　9. D

三、问答题

1. 简述线段中分试验及其应用。

答：线段中分试验，要求被试在没有尺子、不把纸对折的条件下，画出 A4 纸上数条水平线段的中点，往某侧的偏移往往指示了对侧空间的相对忽视。临床研究证实，在某些特殊情况下，单侧大脑病变患者会持续地犯某种方向特异性的错误。比如右顶叶病变患者，存在对左侧空间的忽视，在试验时会把中点标在实际位置的右侧。因此，该试验能区分大脑右侧病变、左侧病变、双侧弥漫性病变患者及健康对照，还可作为对疾病预后的评估手段，如急性脑卒中。

2. 简述皮肤电反应及其原理。

答：皮肤电反应，测量的是全身最大的器官——皮肤的电阻。从生理角度而言，它能反映汗腺活动及交感神经系统的变化。交感兴奋导致汗腺活动增加，进而引起电阻的增加，电阻的微弱变化，都能通过手掌或指尖的电极反映出来。由于交感神经活动和情绪唤醒之间存在着联系，因此皮肤电也被用于许多有趣的领域，如 1967 年 Fenz & Epstein 将它用于焦虑和紧张水平的研究，而

1973 年 Raskin 把它用作测谎仪的一部分。

（范虹颖 王 伟）

五、评定量表

（一）评定量表与心理测验的区别

1. 评定量表多以实用为目的，理论背景不严格。

2. 简便易操作，用作筛查（而不作诊断）工具，评价也多采用原始分。

3. 保密性不严格，有些可公开发表，非专业工作者稍加训练就可掌握。

（二）自评量表

是指受试者根据量表的题目和内容自行选择答案做出判断的评定量表。

1. 90 项症状自评量表（symptom check list 90，SCL-90）：测查 10 个心理症状因子：躯体化、强迫症状、人际关系敏感、抑郁、焦虑、敌意、恐惧、偏执和精神质，以及附加因子。由被试者根据自己最近的情况和体会对各项目按 5 级选择评分。因子分越高，反映症状越多，障碍越严重。根据总分、阳性项目数、因子分等评分结果情况，判定是否有阳性症状及其严重程度，或是否需进一步检查。评定结果分析总平均水平、各因子的水平以及表现突出的因子，借以了解病人问题的范围、表现以及严重程度等。可进行追踪性测查，以观察病情发展或评估治疗效果。

2. 抑郁自评量表（self-rating depression scale，SDS）：含 20 个项目，采用四级评分方式，使用方法简便，直观地反映病人抑郁的主观感受及严重程度。使用者也不需经特殊训练。目前多用于门诊病人的粗筛、情绪状态评定以及调查、科研等。总分超过 41 分可考虑筛查阳性。抑郁严重指数 = 总分 /80，指数范围为 0.25~1.0，指数越高，反映抑郁程度越重。

3. 焦虑自评量表（self-rating anxiety scale，SAS）：由 20 个与焦虑症状有关的项目组成，采用四级评分方式，用于反映有无焦虑症状及其严重程度。适用于焦虑症状的成人，也可用于流行病学调查。总分超过 40 分可考虑筛查阳性，分数越高，反映焦虑程度越重。

4. 应激相关（生活事件）量表：国内外有多种生活事件量表。杨德森、张亚林编制的生活事件量表（life event scale，LES）是自评量表，由 48 条我国较常见的生活事件组成，包括家庭生活、工作学习、社交及其他方面。统计指标为生活事件刺激量，单项事件刺激量 = 该事件影响程度分 × 该事件持续时间分 × 该事件发生次数；正性事件刺激量 = 全部好事刺激量之和；负性事件刺激量 = 全部坏事刺激量之和；生活事件总刺激量 = 正性事件刺激量 + 负性事件刺激量。生活事件刺激量越高反映个体承受的精神压力越大。负性事件刺激量的分值越高对心身健康的影响越大；正性事件的意义尚待进一步的研究。

5. 特质应对方式问卷：应对（coping）是心理应激过程的重要中介因素，与应激事件性质以及应激结果均有关系。特质应对方式问卷（trait coping style questionnaire，TCSQ）是自评量表，由 20 条反映应对特点的项目组成，包括积极应对与消极应对。用于反映被试者面对困难挫折时的积极与消极的态度和行为特征。采用五级评分。消极应对特征的病因学意义大于积极应对。

（三）他评量表

是由评估者根据对被评估者的行为观察或访谈所进行的量化评估。对使用者的专科知识以及量表使用经验等要求较高。广泛应用于情绪和外显行为定量评估中。

汉密尔顿抑郁量表（Hamilton depression scale，HAMD）是临床上评定抑郁状态时应用得最普遍的他评量表。可用于抑郁症、躁郁症、神经症等多种疾病的抑郁症状之评定，尤其适用于抑郁症。大部分项目采用 0~4 分的 5 级评分法，少数项目采用 0~2 分的 3 级评分法，由经过培训的两名评定者联合检查,分别独立评分,可比较治疗前后症状和病情的变化。总分能较好地反映病情严重程度的指标,按照 Davis JM 的划界分,总分超过 35 分,可能为严重抑郁;超过 20 分,可能是轻或中等程度的抑郁;如小于 8 分,病人就没有抑郁症状。一般的划界分,HAMD 17 项分别为 24 分、17 分和 7 分。

习题

一、名词解释

1. 自评量表
2. 他评量表
3. 心理测验

二、填空题

1. 90 项症状自评量表测查的 10 个心理症状因子包括:躯体化、______、______、______、______、______、______、偏执和______,以及______。

2. 焦虑自评量表由______个与焦虑症状有关的项目组成,采用____评分方式,用于反映有无焦虑症状及其严重程度。总分超过______分可考虑筛查阳性,分数越高,反映焦虑程度越重。

3. 特质应对方式问卷是______量表,由______条反映应对特点的项目组成,包括积极应对与消极应对。用于反映被试者面对困难挫折时的积极与消极的态度和行为特征。采用______评分。

三、选择题

【A1 型题】(单句型最佳选择题)

1. 关于焦虑自评量表(SAS)的描述,错误的是
   A. 由 Zung 于 1971 年编制
   B. 采用四级评分法评分
   C. 总分超过 40 分可考虑焦虑症
   D. 分数越高,焦虑程度越重
   E. 由 20 个与焦虑症状有关的项目组成

2. 评定量表的特点**不包括**
   A. 实用性强,理论性差
   B. 临床常用做诊断工具
   C. 简便易操作
   D. 结果评定多用原始分
   E. 保密性不严格,有些可公开发表,非专业工作者稍加训练就可掌握

3. 以下属于他评量表的是
   A. 艾森克人格问卷(EPQ)
   B. 生活事件量表(LES)
   C. 汉密尔顿抑郁量表(HAMD)
   D. 特质应对方式问卷(TCSQ)
   E. 明尼苏达多项人格测验(MMPI)

【B1 型题】(标准配伍题)

(4~5 题共用备选答案)

A. 大部分项目采用 5 级评分法,少数项目采用 3 级评分法
B. 20 个项目,采用四级评分方式
C. 反映被试者面对困难挫折时的积极与消极的态度和行为特征,采用五级评分

D. 流行病学调查

E. 门诊病人的粗筛、情绪状态评定以及调查、科研等

4. 符合汉密尔顿抑郁量表特征的是

5. 特质应对方式问卷用于

四、问答题

1. 简述评定量表和心理测验的区别。

2. 常见的自评量表有哪些？请简要介绍几种自评量表。

3. 常见的他评量表有哪些？请简要介绍一种他评量表。

参考答案

一、名词解释

1. 自评量表：是指受试者根据量表的题目和内容自行选择答案做出判断的评定量表。

2. 他评量表：是由评估者根据对被评估者的行为观察或访谈所进行的量化评估。对使用者的专科知识以及量表使用经验等要求较高。广泛应用于情绪和外显行为定量评估中。

3. 心理测验：是根据一定的法则和心理学原理，使用一定的操作程序给人的认知、行为、情感的心理活动予以量化。心理测验是心理测量的工具，心理测量在心理咨询中能帮助当事人了解自己的情绪、行为模式和人格特点。

二、填空题

1. 强迫症状　人际关系敏感　抑郁　焦虑　敌意　恐惧　精神质　附加因子

2. 20　四级　40

3. 自评　20　五级

三、选择题

1. C　2. B　3. C　4. A　5. C

四、问答题

1. 简述评定量表和心理测验的区别。

答：评定量表和心理测验的区别有：

评定量表多以实用为目的，理论背景不严格；简便易操作，用作筛查（而不作诊断）工具，评价也多采用原始分；保密性不严格，有些可公开发表，非专业工作者稍加训练就可掌握。

2. 常见的自评量表有哪些？请简要介绍几种自评量表。

答：常见的自评量表有：90项症状自评量表，抑郁自评量表，焦虑自评量表，应激相关量表，特质应对方式问卷等。

90项症状自评量表：测查10个心理症状因子：躯体化、强迫症状、人际关系敏感、抑郁、焦虑、敌意、恐惧、偏执和精神质，以及附加因子。由被试者根据自己最近的情况和体会对各项目按5级选择评分。因子分越高，反映症状越多，障碍越严重。根据总分、阳性项目数、因子分等评分结果情况，判定是否有阳性症状及其严重程度，或是否需进一步检查。评定结果分析总平均水平、各因子的水平以及表现突出的因子，借以了解病人问题的范围、表现以及严重程度等。可进行追踪性测查，以观察病情发展或评估治疗效果。

抑郁自评量表：含20个项目，采用四级评分方式，使用方法简便，直观地反映病人抑郁的主观感受及严重程度。使用者也不需经特殊训练。目前多用于门诊病人的粗筛、情绪状态评定以及调

查、科研等。总分超过41分可考虑筛查阳性。抑郁严重指数 = 总分 /80，指数范围为0.25~1.0，指数越高，反映抑郁程度越重。

焦虑自评量表：由20个与焦虑症状有关的项目组成，采用四级评分方式，用于反映有无焦虑症状及其严重程度。适用于焦虑症状的成人，也可用于流行病学调查。总分超过40分可考虑筛查阳性，分数越高，反映焦虑程度越重。

应激相关（生活事件）量表：国内外有多种生活事件量表。杨德森、张亚林编制的生活事件量表是自评量表，由48条我国较常见的生活事件组成，包括家庭生活、工作学习、社交及其他方面。统计指标为生活事件刺激量，单项事件刺激量 = 该事件影响程度分 × 该事件持续时间分 × 该事件发生次数；正性事件刺激量 = 全部好事刺激量之和；负性事件刺激量 = 全部坏事刺激量之和；生活事件总刺激量 = 正性事件刺激量 + 负性事件刺激量。生活事件刺激量越高反映个体承受的精神压力越大。负性事件刺激量的分值越高对心身健康的影响越大；正性事件的意义尚待进一步的研究。

特质应对方式问卷：应对是心理应激过程的重要中介因素，与应激事件性质以及应激结果均有关系。特质应对方式问卷是自评量表，由20条反映应对特点的项目组成，包括积极应对与消极应对。用于反映被试者面对困难挫折时的积极与消极的态度和行为特征。采用五级评分。消极应对特征的病因学意义大于积极应对。

3. 常见的他评量表有哪些？请简要介绍一种他评量表。

答：汉密尔顿抑郁量表是临床上评定抑郁状态时应用得最普遍的他评量表。可用于抑郁症、躁郁症、神经症等多种疾病的抑郁症状之评定，尤其适用于抑郁症。大部分项目采用0~4分的5级评分法，少数项目采用0~2分的3级评分法，由经过培训的两名评定者联合检查，分别独立评分，可比较治疗前后症状和病情的变化。总分能较好地反映病情严重程度的指标，按照Davis JM的划界分，总分超过35分，可能为严重抑郁；超过20分，可能是轻或中等程度的抑郁；如小于8分，病人就没有抑郁症状。一般的划界分，HAMD 17项分别为24分、17分和7分。

（赵亚婷 郝树伟）

第六章
心理应激

学习目标

1. 掌握　心理应激的主要内涵;应激模型的基本内容;应激源的概念、分类和生活变化单位;应对方式和社会支持的定义和分类;应激的心理中介机制;应激的心理反应和生理反应的主要内容以及应激反应的心身中介机制;应激易感模型的概念及其主要内容。

2. 熟悉　一般适应综合征(GAS)概念及其分期;认知评价在应激过程中的作用;应对方式在心理病因学中的意义;社会支持保护健康的作用机制;个性与应激因素的关系;应激的医学后果;个体层面的应激管理的内容。

3. 了解　生活事件的评定方法;心理应激反应对健康的积极和消极意义。

重点和难点内容

一、总论

(一) 塞里的应激学说

每一种疾病或有害刺激都有相同的、特征性的和涉及全身的生理生化反应过程,塞里将其称作"一般适应综合征"(general adaptation syndrome,GAS)。GAS与刺激的类型无关,而是机体通过兴奋腺垂体-肾上腺皮质轴(后来发展为下丘脑-垂体-肾上腺轴)所引起的生理变化,是机体对有害刺激所作出的防御反应的普遍形式。GAS分为警戒(alarm)、阻抗(resistance)和衰竭(exhaustion)三期。

(二) 心理应激的定义

心理应激的定义为:个体在应激源作用下,通过认知、应对、社会支持和个性特征等中间多因素的影响或中介,最终以心理生理反应表现出来的作用"过程"。

根据系统模型,心理应激的含义是个体的生活事件、认知评价、应对方式、社会支持、人格特征和心身反应等生物、心理、社会多因素构成相互作用的动态平衡"系统",当由于某种原因导致系统失衡时,就是心理应激。应激系统模型的基本特征:①应激是多因素的系统;②各因素互相影响互为因果;③各因素之间动态的平衡或失衡决定个体的健康或疾病;④认知因素在平衡和失衡中起关键作用;⑤人格因素起核心作用。

(三) 心理应激的概念模型

1. 应激的认知评价模型　该模型认为应激反应是个体对情境或事件认知评价的结果,人们感受和评价事物的方式、对应激源赋予的意义决定着应激反应的发生和程度。

2. 应激的系统模型　认为应激有关因素之间不是单向的从因到果或从刺激到反应的过程，而是多因素相互作用的系统。对个体而言，现实生活中的任何人都生活在自然和社会环境中，人与环境之间在不同的水平相互影响、相互作用。从自身来看，人的心理功能和生理功能也是相互联系、相互作用的。

3. 应激的过程模型　根据应激学说的发展历史和 20 世纪 70~80 年代国外各种应激有关研究成果，国内学者如姜乾金等倾向于将心理应激看作是由应激源（生活事件）到应激反应的多因素作用过程，即“应激过程模型”。

二、应激源

应激源是引起应激的刺激，也就是应激的原因。通常是指向机体提出适应和应对要求并进而导致充满紧张性的生理和心理反应的刺激物。

应激源的分类学术界尚无一致的意见，常见的分类如下。

（一）按应激源性质分类

1. 躯体性应激源　躯体性应激源是指对人的躯体直接发生刺激作用的刺激物，包括各种物理的、化学的和生物学的刺激物，如过高过低的温度、强烈的噪声、酸碱刺激、不良食物、微生物等。这一类应激源是引起人们生理应激和应激的生理反应的主要刺激物。

2. 心理性应激源　心理性应激源是指来自人们头脑中的紧张性信息。例如，心理冲突与挫折、不切实际的期望、不祥预感，以及与工作责任有关的压力和紧张等。心理性应激源与其他类应激源的显著不同之处是它直接来自人们的头脑；但也常常是外界刺激物作用的结果。例如，心理冲突往往在人际关系出现困难或发生目标冲突时存在。同样，工作压力多产生于工作责任重大或负荷过重难以胜任之时。

3. 社会性应激源　社会性应激源主要造成个人生活样式（或风格）上的变化，并要求人们对其做出调整或适应。所谓生活样式，是指组成一个人的日常生活方式的许多“经验和事件”。现代人类所遭遇的应激源主要是社会性应激源，包括重大的应激性生活事件；日常生活困扰等。应激性生活事件指生活中重大的变故。日常生活困扰是指轻微而频繁的困扰或微应激源如每天挤车上下班，处理家庭事务，操心孩子学习等。日常生活困扰因年龄和职业特征不同而有所差异，如警察的日常生活困扰为“司法系统的效能低下”和“歪曲的攻击性评价”；教师的日常生活困扰为“完成论文”和“工资低”；大学生的日常生活困扰则为“专业好坏”及“寻求职业或兼职”。

4. 文化性应激源　文化性应激源最为常见的是“文化性迁移”，如由一种语言环境进入另一种语言环境，或由一个民族聚居区、一个国家迁入另一个民族聚居区、一个国家。在这种情况下，一个人就将面临一种生疏的生活方式、习惯与风俗，从而不得不改变自己原来的生活方式与习惯，以适应新的情况。

（二）按生活事件的现象学分类

生活事件的内容很广，许多事件还相互牵扯交织在一起，要做出准确而又避免重复的分类较困难，因而目前各种生活事件评估量表对事件的分类也不尽相同。以下几类仅是从现象学角度对生活事件内容进行归类。

1. 工作事件　很多现代化的工作环境或工作的本身就具有极强的紧张性和刺激性，易使人产生不同程度的应激。①长期从事高温、低温、噪声、矿井下等环境的工作；②高科技、现代化需要高度注意力集中和消耗脑力的工作；③长期远离人群（远洋、高山、沙漠）或高度消耗体力及威胁生命安全或是经常改变生活节律无章可循的工作或是长期从事单调重复的流水线工作，或是社会要求和个人愿望超出本人实际能力限度的工作,都可成为心理应激的来源。

2. 家庭事件 这是日常生活中最多见的应激源。多次恋爱不成功、失恋,夫妻关系不和、两地分居、有外遇被发现、情感破裂、离婚,爱人患病、配偶死亡、本人患病、外伤、分娩、手术,子女管教困难,住房拥挤,经济拮据,有长期需要照顾的老年人、残疾人、瘫痪患者或是家庭成员之间关系紧张,都可成为长期慢性的应激事件。

3. 人际关系事件 包括与领导、同事、邻里、朋友之间的意见分歧和矛盾冲突等。

4. 经济事件 包括经济上的困难或变故,如负债、失窃、亏损和失业等。

5. 社会和环境事件 每个人都生活在特定的自然环境和社会环境当中,无数自然和社会的变化,包括各种自然灾害、战争和动乱,社会政治经济制度变革、工业化、现代化和都市化所带来各种环境的污染,交通住房的拥挤、人口的过度集中以及下岗待业、加快的生活节奏、知识的更新、竞争的加剧,物质的滥用如吸毒、酗酒以及由此引起的卖淫、嫖赌偷盗等犯罪行为所造成的人为事件,都会成为某些人的应激源。研究证明,在和平稳定时期,个体与同事、领导之间的人际矛盾和冲突是很重要的生活事件。

6. 个人健康事件 指疾病或健康变故给个人造成的心理威胁,如癌症诊断、健康恶化、心身不适等。

7. 自我实现和自尊方面事件 指个人在事业和学业上的失败或挫折,以及涉及案件、被审查、被判罚等。

8. 喜庆事件 指结婚、再婚、立功受奖、晋升晋级等,需要个体作出相应心理调整。

(三) 按事件对个体的影响分类

1. 正性生活事件 是指个人认为对自己具有积极作用的事件。日常生活中有很多事件具有明显积极意义,如晋升、提级、立功、受奖等。但也有在一般人看来是喜庆的事情,而在某些当事人身上同样出现消极的反应,例如结婚对于某些当事人却引起心理障碍,成为负性事件。

2. 负性生活事件 指个人认为对自己产生消极作用的不愉快事件。这些事件都具有明显的厌恶性质或带给人痛苦悲哀心境,如亲人死亡、患急重病等。研究证明,负性生活事件与心身健康相关性明显高于正性生活事件。因为负性生活事件对人具有威胁性,会造成较明显较持久的消极情绪体验,而导致机体出现病感或疾病。

(四) 按生活事件的主观和客观属性分类

1. 客观事件 某些生活事件的发生是不以人们的主观意志为转移的,是无法掌握无法控制的,多为突然发生的灾难如地震、洪水、滑坡、火灾、车祸、空难、海难、空袭、战争等,也包括人的生老病死事件。

2. 主观事件 事件相对地是可以预料和可以被个人所控制的,并具有一定的主观属性。主观事件在评定时其重测信度较低。

(五) 生活事件的量化

1967 年,Homes 和 Rahe 的社会再适应评定量表(SRRS)中以生活变化单位(LCU)来标定事件对个体的心理刺激强度。研究发现,生活变化单位的升高与健康保持有负相关。

三、应激过程中介机制

(一) 认知评价

是指个体对遇到的生活事件的性质、程度和可能的危害情况作出估计,分初级评价(primary appraisal)和次级评价(secondary appraisal)。初级评价是个体在某一事件发生时立即通过认知活动判断其是否与自己有利害关系。一旦得到有关系的判断，个体立即会对事件的是否可以改变及对个人的能力作出估计，这就是次级评价。

（二）Lazarus 认知应激理论其核心是强调认知因素在应激作用过程的核心意义。

（三）应对（coping）

又称应付或应对策略（coping strategies），是个体对生活事件以及因生活事件而出现的自身不平衡状态所采取的认知和行为措施。应对概念是多维度的，其内涵与外延丰富，其性质和种类各不相同。应对涉及应激作用过程的包括生活事件、认知评价、社会支持、个性特征、应激反应等各个环节。

（四）应对的分类

应对按其指向性可分为问题关注应对（problem-focused coping）与情绪关注应对（emotion-focused coping），前者的应对策略是针对生活事件或问题的，后者则是针对个体的情绪反应的。应对在应激的心理病因学中起重要的中介作用。

（五）应对指导模式

包括问题解决、再评价、改善社会支持系统、分散注意、松弛，以及催眠、暗示、运动，甚至抗焦虑药物的使用等。

（六）社会支持（social support）

是指个体与社会各方面包括亲属、朋友、同事、伙伴等社会人以及家庭、单位、党团、工会等社团组织所产生的精神上和物质上的联系程度。

（七）社会支持的分类

客观支持指一个人与社会所发生的客观的或实际的联系程度，主观支持指个体体验到在社会中被尊重、被支持、被理解和满意的程度。主观支持、客观支持和利用度；家庭支持、朋友支持和其他人支持；社会支持的数量和社会支持的满意度。

（八）社会支持与健康

社会支持是应激作用过程中个体“可利用的外部资源”，一般认为社会支持对保护健康有积极意义。社会支持与各种应激因素包括认知因素、应激反应、个性等均存在交互关系。

（九）社会支持保护健康的机制

1. 缓冲作用假说　社会支持通过提高个体应对能力而起到削减应激反应的作用。

2. 独立作用假说　社会支持本身具有维持个体良好情绪进而促进健康的作用。

（十）个性与应激因素的关系

作为应激作用过程中的诸多因素之一，个性特征与生活事件、认知评价、应对方式、社会支持和应激反应等因素之间均存在相关性，其中个性是应激系统中的核心因素。

（十一）个性在应激研究中的意义

某些个性因素确与多种疾病的发生发展有关，但其特异性并不高。特定的个性确易导致特定的负性情绪反应，进而与精神症状和躯体症状发生联系。

习题

一、名词解释

1. 一般适应综合征
2. 心理应激

3. 应激源
4. 负性生活事件
5. 正性生活事件
6. 生活变化单位
7. 认知评价
8. 应对
9. 社会支持

二、填空题

1. 心理应激是个体在察觉________与________的能力不平衡时,倾向于通过整体心理和生理反应表现出来的多因素作用的适应过程。

2. 研究表明,生活事件对心身健康的影响________性事件高于________性事件。

3. 应激是个体对环境威胁和挑战的一种适应和应对过程,其结果可以是________的和________的。

4. 目前在心理应激研究领域,生活事件或应激源包括了生物、心理、________和________等方面的刺激。

5. 心理应激作为一个多因素的集合概念,主要包括________、________、社会支持、个性特点、心身反应及其他有关心理社会和生物学因素。

6. 应激过程受个体多种内外因素的影响,________在应激作用过程中起关键性的作用。

7. Folkman 和 Lazarus(1984)将个体对生活事件的认知评价过程分为________和________。

8. 从应对的指向性看,应对策略可分为________和________。

三、选择题

【A1 型题】(单句型最佳选择题)

1. 一般适应综合征(GAS)的三个阶段是指
A. 警戒期、阻抗期、衰竭期
B. 觉醒期、阻抗期、适应期
C. 警戒期、阻抗期、适应期
D. 觉醒期、阻抗期、衰竭期
E. 警戒期、适应期、恢复期

2. 塞里的应激研究更接近于目前应激概念中的
A. 心理反应
B. 社会反应
C. 行为反应
D. 生理反应
E. 适应反应

3. 在婚恋与家庭的多因素系统中,最隐蔽的差异是
A. 性格
B. 生活习惯
C. 兴趣爱好
D. 人格深层的观念
E. 文化背景

4. 应激研究史上最早被关注的应激领域是
A. 生物学方面
B. 心理学方面
C. 社会学方面
D. 人类学方面
E. 病理学方面

5. 以下是心理应激理论发展过程中对应激的认识,**不包括**
A. 应激是个体对有害刺激的反应
B. 应激是引起个体产生应激反应的刺激物
C. 应激是心理社会因素导致精神病的过程
D. 应激是个体的认知、应对等一系列中介活动的过程

E. 应激的后果受多个方面因素的影响

6. 关于生活事件的概念，**不正确**的叙述是

A. 生活事件即应激刺激物　B. 生活事件即应激源

C. 生活事件即生活中的不良情绪　D. 生活事件即生活变故

E. 生活事件的种类繁多

7. 表示生活事件(应激源)的强度的最好方式是

A. 情绪焦虑程度　B. 累计 LCU 的值　C. 心身疾病发生率

D. 转化为生物学指标　E. 主观感觉

8. 以下**不属于**心理应激刺激(应激源)的是

A. 受奖　B. 工作负担过重　C. 吸烟

D. 失眠　E. 亲子关系冲突

9. 根据已有的对生活事件"质"的研究，对健康影响居前的事件通常是

A. 家庭不幸、工作压力、人际矛盾　B. 工作压力、人际矛盾、经济负担

C. 人际矛盾、经济负担、事业学业受挫　D. 经济负担、事业学业受挫、家庭不幸

E. 工作压力、经济负担、家庭不幸

10. 负性生活事件是指

A. 对人产生损害的事件　B. 个体感觉不愉快的事件

C. 与健康成负相关的事件　D. 公认的有害事件

E. 困扰个体的事件

11. LCU 反映的是

A. 生活事件对个体心理刺激的强度单位

B. 生活事件的被认知程度单位

C. 生活事件对溃疡病等心身疾病的影响程度单位

D. 生活事件的改变程度单位

E. 生活事件的自然强度

12. 心理应激与心身疾病之间的联系环节**不包括**

A. 心身反应　B. 心身症状　C. 心身二元论

D. 心身中介机制　E. 心身相互影响

13. "杞人忧天"故事中的"杞人"面对的应激源属于

A. 躯体性应激源　B. 文化性应激源　C. 心理性应激源

D. 社会性应激源　E. 环境性应激源

14. "移民"所属应激源的种类是

A. 躯体性应激源　B. 心理性应激源　C. 社会性应激源

D. 文化性应激源　E. 环境性应激源

15. Lazarus 和 Folkman 认为应激过程最关键的因素是

A. 认知评价　B. 应对方式　C. 个性特征

D. 社会支持　E. 应激源的性质

16. 有关应对的概念，**错误**的是

A. 认知调整也是应对　B. 应对与应对策略同义　C. 应对又称应付

D. 应对策略与心理防御同义　E. 应对是指认知和行为的改变

17. 某学生对一次考试失败引起的精神痛苦进行调整，最宜称其为

A. 问题关注应对 B. 情绪关注应对 C. 过程应对

D. 特质应对 E. 正性应对

18. 生活中有些人习惯于忍耐，最宜称其为

A. 积极应对 B. 问题关注应对 C. 特质应对

D. 应对策略 E. 消极应对

19. 与社会支持**无关**的因素是

A. 个性 B. 认知因素 C. 生活事件

D. 年龄 E. 文化

四、问答题

试述社会支持在保护健康方面所起的作用。

参考答案

一、名词解释

1. 一般适应综合征：每一种疾病或有害刺激都有相同的、特征性的和涉及全身的生理生化反应过程，是机体对有害刺激所作出防御反应的普遍形式，分为警戒、阻抗和衰竭三个阶段。

2. 心理应激：心理应激是个体在察觉需求与满足需求的能力不平衡时倾向于通过整体心理和生理反应表现出来的多因素作用的适应过程。

3. 应激源：应激源指向机体提出适应和应对要求并进而导致充满紧张性的生理和心理反应的刺激物。

4. 负性生活事件：负性生活事件是指个人认为可能对自己产生消极作用的不愉快事件，这些事件都具有明显的厌恶性质或带给人痛苦悲哀心境，如亲人死亡、患急重病等。

5. 正性生活事件：正性生活事件是指个人认为可能对自己的心身健康产生积极作用的愉快事件。日常生活中有很多事件具有明显积极意义，如晋升、提级、立功、受奖等。

6. 生活变化单位：用以标记生活事件，来检测事件对个体的心理刺激强度。

7. 认知评价：认知评价是指个体从自己的角度对遇到的生活事件的性质、程度和可能的危害情况作出估计。个体对生活事件的认知评价过程分为初级评价和次级评价。

8. 应对：应对是指个体对生活事件以及因生活事件而出现的自身不平衡状态所采取的认知和行为措施。

9. 社会支持：社会支持是指个体与社会各方面包括社会人和社团组织所产生的精神上和物质上的联系程度。

二、填空题

1. 需求 满足需求

2. 负 正

3. 适应 不适应

4. 社会 文化

5. 生活事件 认知因素 应对方式

6. 认知评价

7. 初级评价 次级评价

8. 问题关注应对　情绪关注应对

三、选择题

1. A　2. D　3. D　4. A　5. C　6. C　7. B　8. C　9. A　10. B

11. A　12. C　13. D　14. D　15. A　16. D　17. B　18. C　19. D

四、问答题

试述社会支持在保护健康方面所起的作用。

答:社会支持在保护健康方面所起的作用如下:

(1) 缓冲作用假说。该假说认为社会支持本身对健康无直接影响,而是通过提高个体对日常生活中伤害性刺激的应对能力和顺应性,从而削减应激反应,起到缓冲生活事件的作用。

(2) 独立作用假说。该假说认为社会支持不一定要在心理应激存在下才发挥作用,而是通过社会支持本身的作用以维持个体良好的情绪进而促进健康。

(潘　芳)

四、应激反应

(一) 应激反应(stress reaction)

个体因为应激源所致的各种生物、心理、社会、行为方面的变化,常称为应激的心身反应(psychosomatic response)。

(二) 应激的心理反应

应激涉及大脑的多个脑区,可引起众多心理现象,大脑对应激的心理反应存在积极和消极两个方面,具体来讲应激的心理反应涉及认知、情绪及行为三个方面,这三方面的反应不是孤立的,通常是双向调节,构成一个反馈回路系统。

1. 与健康和疾病关系最直接的是应激的情绪反应　常见的应激情绪反应包括焦虑、抑郁、恐惧、愤怒等,实际上应激能唤起几乎所有种类的负性情绪。焦虑是最常出现的情绪性应激反应,当个体预感危机来临或预期事物的不良后果时出现紧张不安,急躁、担忧的情绪状态,称为状态焦虑。负性情绪反应还可与其他心理行为活动产生相互影响,使自我意识变狭窄,注意力下降,判断能力和社会适应能力下降等。

2. 应激时唤起注意和认知过程,以适应和应对外界环境变化　常见的认知性应激反应表现为意识障碍,注意力受损,记忆、思维、想象力减退等。一方面认知性应激反应对应对方式(行为层面)产生负面影响,促使行为性应激反应的出现;另一方面,某些认知反应可以是心理防御机制的一部分,如否认、投射等,还有某些重大应激后可出现选择性遗忘。

3. 当个体经历应激源刺激后,常自觉或不自觉在行为上发生改变,以摆脱烦恼,减轻内在不安,恢复与环境的稳定性。积极的行为性应激可为患者减少压力,甚至可以激发主体的能动性,激励主体克服困难,战胜挫折。而消极的行为性应激则会使个体出现回避、退缩等行为。

(三) 应激的生理反应

包括以下内容:

1. "应激系统"(stress system)的概念　"应激系统"包括两大子系统蓝斑-去甲肾上腺素(LC-NE)/交感为主的自主神经系统、下丘脑室旁核-促皮质激素释放素(PVN-CRH)系统,以及它们的外周效应器(垂体-肾上腺皮质轴和自主神经系统支配的组织)。

2. 应激相关的生理基础　包括交感-肾上腺髓质系统、自主神经系统、下丘脑-垂体-肾上腺皮质轴、内源性阿片系统、肾素-血管紧张素-醛固酮系统、免疫系统、下丘脑-垂体-性腺轴和"情绪脑区”等。

3. 应激的生理反应模式 应激的生理反应因作用于不同个体和不同情境，不能一概而论，在不同条件下有复杂的反应模式。“应急反应”和伴有负性情绪且个体认为没有应对可能性的应激反应是两个较成形的应激的生理反应的模块，前者是个体在感受到威胁与挑战时机体发生的“搏斗或逃跑”反应，后者描述的是一种慢性应激状态下的生理反应，该慢性应激状态以环境中有应激源、伴有负性情绪、对环境控制的缺乏或个体认为没有应对的可能性为特征。

五、应激的医学后果

(一) 应激的后果

应激事件刺激后，按照发生应激时间的长短分为急性应激与慢性应激。前者指机体受到突然强烈的刺激后发生的应激，后者指机体在长期而持久的压力状态下发生的应激。

(二) 应激的转归

包括以下内容：

1. 适应 当应激源作用于机体时，机体为保持内环境平衡而改变的过程。

2. 不适应 应激源刺激下机体出现一系列机能、代谢紊乱和结构损伤，并出现精神障碍和心身疾病。

3. 亚适应 应激源刺激后生理及心理水平表现为亚健康状态，常表现为疲劳、失眠、食欲差、情绪不稳等。情绪亚健康状态表现为情绪易波动，存在焦虑及抑郁体验，但尚达不到情感障碍及神经症诊断标准。认知亚健康状态，表现为绝对化思维，非黑即白的观念等，常会影响个体看问题的态度。

(三) 应激的医学后果

包括以下内容：

1. 应激引发的生理变化 对神经系统的影响、对内分泌系统的影响、对免疫系统的影响、对心血管系统的影响、对消化系统的影响、对呼吸系统的影响、对泌尿系统的影响、对生殖系统的影响。

2. 应激引发的精神心理障碍 分别是急性应激障碍、创伤后应激障碍及适应障碍。急性应激障碍（ASD）指遭遇强烈的精神刺激后数分钟至数小时起病，出现短暂应激反应，大多历时短暂。ASD 是一种精神障碍，主要特点为分离、再现、回避和过度警觉。创伤后应激障碍（PTSD）指个体受到异常威胁性或灾难性事件所引发的强烈的无助、恐惧、焦虑或厌恶等心理反应，常延迟出现并长期持续，通常延迟在事发 1 个月后，有些则在创伤后数月至数年延迟发作，PTSD 特征为事件发生后长期的焦虑反应，主要症状包括持续的反复闯入性体验、持续的警觉性增高、对创伤事件持久的回避及对一般事物的麻木。适应激障碍指个体经历应激事件后出现了反应性情绪障碍、适应不良行为障碍和社会功能受损。

六、应激的管理

(一) 应激管理的切入点

应激的控制与管理也是一个系统的、针对应激涉及的各个因素和作用过程的环节，有诸多具有可操作性的管理“窗口”。针对某一因素的应激管理，可能打破恶性循环链条，促进恶性的动态平衡向良性的动态平衡转化。

1. 针对应激刺激的管理 通过减少不必要的应激刺激从而减少应激相关的心身疾病。针对应激刺激的管理中，能够看到应激刺激的全貌和全程，而不是孤立地只看到某一个生活事件或忽略慢性压力的存在,这就需要首先对一个人的生活现状有系统的了解和全面的理解。

2. 针对认知评价的管理　个体的认知层面相对易评价和干预,对于筛选出来的应激易感个体,可进行认知层面的干预,以减少应激给个体带来的危害。目前一些心理测查工具如明尼苏达多项人格测试(MMPI)能够对个体的一般性认知特点有很好的反映。

3. 针对应对方式的管理　习惯于破坏性的(消极的)应对方式的个体,通过有针对性的干预使他们用建设性的(积极的)应对方式代替破坏性的应对方式,能够降低个体的应激易感性。

4. 针对社会支持的管理　架构针对特定应激刺激的社会支持平台,侧重于社会技能技巧训练的团体治疗、针对特定危机事件的团体治疗等形式的团体治疗都属于这一类。

5. 针对个性特征的管理　人格特征在应激系统模型中是核心因素,是个体层面的应激管理需要考虑的重要内容。

6. 针对应激反应的管理　临床观察提示,在系统的应激管理方案中,记录常见心身疾病的病情变化对于监测、评价应激管理的干预效果可能是一个有应用价值的变量。

(二) 应激易感模型

是指通过各种定性、定量的方法(如对生理指标的客观测量、各种心理测量量表等),在人群中筛选出应激易感者(或者叫做脆弱的个体)并进行多种途径的干预。

(三) 应激易感性分类

应激易感性涉及诸多层面,主要包括心理层面的应激易感性、生理层面的应激易感性和社会层面的应激易感性。生理层面的应激易感性包括两层含义,一是生理反应可能作为从社会心理应激源到躯体疾病的中间环节或中介机制存在;二是个体差异性使得某些个体在生理层面表现出比其他个体更容易患应激相关的躯体疾病。心理层面的应激易感性涉及心理因素的多个方面,一个人通常有相对固定的认知、情绪、行为模式,这与应激易感性密切相关。通常三个层面的应激易感性倾向于集中在同一些个体上。

(四) 个体层面的应激管理

个体层面的应激管理是分层次的,包括“医学干预”和“自我调节”。医学干预是专业人士对“个案”的处理,自我调节是没有专业人士介入的个体层面管理。医学干预从精神卫生科临床管理角度可分为“医学指导性咨询”和“医学干预性咨询”两种模式,其中在前者的模式下给予患者和家属较大范围的自主性,而在后者的模式下,在建立和维持高质量的治疗关系基础之上,对患者和家属的依从性要求较高。自我调节方法有很多,自我调节对于非精神障碍者和处于稳定期和康复期的精神障碍患者的心身健康有重要意义。

习题

一、名词解释

1. 应激反应
2. 应激系统
3. 应急反应
4. 应激易感模型
5. 急性应激障碍
6. 创伤后应激障碍
7. 反复沉思

8. 闪回
9. 适应障碍

二、填空题

1. 应激的心理反应包括________、________和________三方面。

2. 应激的生理反应以及最终影响心身健康的心身中介机制涉及________系统、________系统和________系统。

3. 应急反应时涉及的生理变化有：交感-肾上腺髓质系统________，心率________，回心血量________，血压________；潮气量________；脾脏________，脂肪动员为________，肝糖原分解为________；凝血时间________等。

4. 应激时交感肾上腺髓质________，________系统激活。肾小球小动脉________，肾血流量________，肾小球滤过率________；醛固酮分泌________，________钠、水排除减少；抗利尿激素分泌增多，肾远曲小管和集合管对水的通透性增加，水重吸收增加。表现为尿________，尿比重________、钠水排出减少。

三、选择题

【A1型题】(单句型最佳选择题)

1. 心身中介机制中**不包括**

A. 免疫系统 B. 内分泌系统 C. 血液系统
D. 神经系统 E. 情绪性脑区

2. 当出现过度紧张、焦虑不安时，判断力与决策能力通常表现为

A. 下降 B. 增强 C. 最适水平
D. 不受影响 E. 精确

3. 塞里的"一般适应综合征(GAS)"，本质上就是应激的

A. 认知反应 B. 行为反应 C. 情绪反应
D. 生理反应 E. 适应反应

4. 通过减少恐惧、镇痛，以及抑制和疼痛有关的退缩行为，在应激时可能起到积极应对作用的是

A. 内源性阿片系统 B. 交感-肾上腺髓质系统
C. 下丘脑-垂体-肾上腺皮质轴 D. 自主神经系统
E. 内分泌系统

5. 以下与内源性抑郁有关的为

A. 长期慢性躯体疾病引发 B. 重大挫折
C. 遗传变异生物信号传递紊乱 D. 失业
E. 早年不良经历

6. 肾上腺皮质激素分泌的增加在临床常见于

A. 焦虑患者 B. 精神分裂症患者 C. 抑郁患者
D. PTSD患者 E. 人格障碍患者

7. 应激反应时涉及的生理变化**不包括**

A. 交感-肾上腺髓质系统激活 B. 月经失调、闭经、功血
C. 血压升高 D. 呼吸频率减慢
E. 下丘脑-垂体-肾上腺皮质系统激活

8. 以下符合群体层面的应激管理的是

A. 群体层面的应激管理者不包括精神卫生工作者

B. 群体层面的应激管理包括“医学干预”和“自我调节”

C. 群体应激管理是由个体应激管理组成

D. 群体层面的应激管理是一个系统工程

E. 群体应激管理属于危机干预

9. 下列**不属于**应激性情绪反应的为

A. 灾难化 B. 焦虑 C. 抑郁

D. 恐惧 E. 失望

10. 应激对心血管系统的影响,正确的是

A. 减少外周阻力 B. 心肌收缩力减弱 C. 心肌耗氧量增加

D. 降低血压 E. 心输出量减少

11. 会表现意识清晰度下降的疾病是

A. 精神分裂症 B. 急性应激障碍 C. 创伤后应激障碍

D. 适应障碍 E. 抑郁障碍

四、问答题

1. 简述应激的心理反应。
2. 简述三种常见的应激情绪反应。
3. 简述应激性溃疡的成因。
4. 简述应激易感模型。
5. 试述个体层面的应激管理。
6. 试述创伤后应激障碍的症状特点。

参考答案

一、名词解释

1. 应激反应:所谓应激反应(stress reaction),是指个体因为应激源所致的各种生物、心理、行为方面的变化,常称为应激的心身反应(psychosomatic response)。

2. 应激系统:“应激系统”包括促肾上腺皮质素释放素(CRH)、蓝斑 - 去甲肾上腺素(LC-NE)/自主神经系统,以及它们的外周效应器(垂体 - 肾上腺皮质轴和自主神经系统支配的组织)。

3. 应急反应:应急反应是个体在感受到威胁与挑战时机体发生的“搏斗或逃跑”反应。应急反应是一种“内置的”,对情绪刺激的先天反应,这种反应的自主成分使机体做好搏斗或逃跑的积极准备。应急反应时涉及的生理变化主要为交感神经兴奋,引起心率加快、心肌收缩力增强、回心血量增加、血压升高等。

4. 应激易感模型:应激易感模型就是通过各种定性、定量的方法(如对生理指标的客观测量、各种心理测量量表等),在人群中筛选出应激易感者(或者叫做脆弱的个体)并进行多种途径的干预。

5. 急性应激障碍:急性应激障碍(acute stress disorder,ASD)指遭遇强烈的精神刺激后数分钟至数小时起病,出现短暂应激反应,大多历时短暂。主要特点为分离、再现、回避和过度警觉。

6. 创伤后应激障碍:创伤后应激障碍(post-traumatic stress disorder,PTSD)指个体受到异常威胁性或灾难性事件所引发的强烈的无助、恐惧、焦虑或厌恶等心理反应,常延迟出现并长期持续,

通常延迟在事发 1 个月后，有些则在创伤后数月至数年延迟发作。其特征为事件发生后长期的焦虑反应，主要症状包括持续的反复闯入性体验、持续的警觉性增高、对创伤事件持久的回避及对一般事物的麻木。

7. 反复沉思：反复沉思(rumination)指不由自主对应激事件反复思考，阻碍了适应性应对策略，使适应受阻。这种反复思考常带有强迫症状的性质。

8. 闪回：闪回(flashback)指经历严重的灾难性事件后，生活中常不由自主的在脑海中出现灾难的影子，活生生的，就好像重新经历一样。

9. 适应障碍：指个体经历应激事件后出现了反应性情绪障碍、适应不良行为障碍和社会功能受损。患者病前有一定的人格缺陷，适应力差，常在遭遇生活事件后 1 个月起病，病程一般不超过 6 个月。症状特点：主要表现为情绪障碍，可同时出现适应不良行为及躯体不适。

二、填空题

1. 情绪　认知　行为

2. 神经　内分泌　免疫

3. 激活　加快　增加　升高　增加　缩小　游离脂肪酸　葡萄糖　缩短

4. 兴奋　肾素 - 血管紧张素 - 醛固酮　明显收缩　减少　减少　增多　肾小管　少　高

三、选择题

1. C　2. A　3. D　4. A　5. C　6. C　7. D　8. D　9. A　10. C

11. B

四、问答题

1. 简述应激的心理反应。

答：应激的心理反应如下：

应激涉及大脑的多个脑区，可引起众多心理现象，大脑对应激的心理反应存在积极和消极两个方面，具体来讲应对的心理反应涉及认知、情绪及行为三个方面，这三方面的反应不是孤立的，通常是双向调节，构成一个反馈回路系统。

(1) 与健康和疾病关系最直接的是应激的情绪反应。常见的应激情绪反应包括焦虑、抑郁、恐惧、愤怒等，实际上应激能唤起几乎所有种类的负性情绪。负性情绪反应还可与其他心理行为活动产生相互影响，使自我意识变狭窄，注意力下降，判断能力和社会适应能力下降等。

(2) 应激时唤起注意和认知过程，以适应和应对外界环境变化。常见的认知性应激反应表现为意识障碍，注意力受损，记忆、思维、想象力减退等。一方面认知性应激反应对应对方式(行为层面)产生负面影响，促使行为性应激反应的出现；另一方面，某些认知反应可以是心理防御机制的一部分。

(3) 当个体经历应激源刺激后，常自觉或不自觉在行为上发生改变，以摆脱烦恼，减轻内在不安，恢复与环境的稳定性。积极的行为性应激可为患者减少压力，甚至可以激发主体的能动性，激励主体克服困难，战胜挫折。而消极的行为性应激则会使个体出现回避、退缩等行为。

2. 简述三种常见的应激情绪反应。

答：常见的应激情绪反应如下：

(1) 焦虑(anxiety)：是最常出现的情绪性应激反应，当个体预感危机来临或预期事物的不良后果时出现紧张不安、急躁、担忧的情绪状态。

(2) 抑郁(depression)：消极、悲观的情绪状态，表现为兴趣活动减退，言语活动减少，无助感、无望感强烈，自我评价降低，严重者出现自杀行为。

(3) 恐惧(fear):企图摆脱有特定危险的情境或对象时的情绪状态。

3. 简述应激性溃疡的成因。

答:应激性溃疡的成因如下:

应激状态下,交感神经过度兴奋,造成血中儿茶酚胺水平升高,致使胃黏膜微血管痉挛以及胃黏膜下动静脉短路开放和血液分流,导致黏膜缺血,缺血可以进一步使毛细血管扩张,淤血,血管通透性增加,从而发生黏膜水肿、坏死,最终导致黏膜出血、糜烂及溃疡形成。

4. 简述应激易感模型。

答:应激易感模型如下:

应激易感模型就是通过各种定性、定量的方法(如对生理指标的客观测量、各种心理测量量表等),在人群中筛选出应激易感者(或者叫做脆弱的个体)并进行多种途径的干预。"应激易感性"这个概念是20世纪70年代提出来的,根据Cassel(1976)的假设,个体的抵抗能力对于应激对健康的影响来说是一个关键因素。在应激系统模型里,应激是一个多因素的集合概念,应激易感性也涉及诸多层面。

(1) 生理层面的应激易感性:生理层面的应激易感性的一层含义是,生理反应可能作为从社会心理应激源到躯体疾病的中间环节或中介机制存在。生理层面的应激易感性的另一层含义是,个体差异性使得某些个体在生理层面表现出比其他个体更容易患应激相关的躯体疾病。从遗传学角度看,与基因多态性有关的中枢神经系统5-HT功能下降可能是一种应激遗传易感性素质。

(2) 心理层面的应激易感性:心理层面的应激易感性涉及认知、情绪、行为、人格特点多方面。一个人通常有相对固定的认知、情绪、行为模式,与应激易感性密切相关。

(3) 社会层面的应激易感性:对生活事件和社会经济因素的研究显示,处于社会经济标尺低端的人在负性生活事件的情感效应方面尤其脆弱。不同性别之间也有重要差异。社会支持的情况也能体现社会层面的应激易感性。

5. 试述个体层面的应激管理。

答:个体层面的应激管理如下:

个体层面的应激管理是分层次的,包括"医学干预"和"自我调节"。医学干预是专业人士对"个案"的处理,自我调节是没有专业人士介入的个体层面管理。

临床经验表明,医学干预从精神卫生科临床管理角度可分为"医学指导性咨询"和"医学干预性咨询"两种模式,两者的差异主要在于在前者的模式下给予患者和家属较大范围的自主性,而在后者的模式下,在建立和维持高质量的治疗关系基础之上,对患者和家属的依从性要求较高。根据个体的具体情况选择进入哪种临床管理模式。前者如根据患者病情为其提供一些治疗干预的选项,由患者自主决定;后者如在良好治疗关系基础上,排除障碍尽量使患者和家属接受配合药物治疗(此时认为药物治疗对该患者非常必要,利远大于弊)。

自我调节方法有很多,如合理休息、饮食,通过运动缓解焦虑、抑郁情绪,动用社会支持等。自我调节对于非精神障碍者和处于稳定期和康复期的精神障碍患者的心身健康有重要意义。

6. 试述创伤后应激障碍的症状特点。

答:创伤后应激障碍的症状特点如下:

(1) 反复体验:不需刺激和相关引发物,PTSD患者即可再次生动体验创伤情境,表现为在意识中创伤性事件反复闯入性,伴随痛苦记忆,被称为侵入性回忆或闪回。

(2) 回避与情感麻木:这是PTSD的核心症状,个体试图在生理与情感上远离伤痛。创伤常引发非常强烈的负性情绪,如恐惧、紧张和焦虑,这些情绪常可持续终生,为了避免如此强烈的负性情绪，许多 PTSD 患者在生活中常表现为情感体验受限。同时对创伤事件的回避可以短暂缓解痛苦，情感麻木及回避使 PTSD 患者间接受益，并不断强化其行为，患者出现不愿与人交往，兴趣范围缩小，对创伤有关的人和事出现选择性遗忘。

(3) 过度警觉：在创伤事件发生后早期此症状最为普遍，个体出现过分警觉、易激惹或易怒、惊跳反应、坐立不安、注意力不集中。

(4) 症状常在创伤事件后数日至数月发病，症状持续存在，严重影响社会功能。多数患者在一年内恢复，少数患者持续多年迁延不愈。

（冯 坤 刘破资）

第七章 心身疾病

学习目标

1. 掌握　心身疾病、心身反应以及心身障碍的概念；心身疾病的诊断和防治原则；影响原发性高血压、冠状动脉粥样硬化性心脏病（冠心病）和糖尿病的心理社会因素与诊疗对策。

2. 熟悉　心身疾病概念的演变；心身疾病的分类；心身疾病的发病机制；各种心身疾病的社会心理危险因素、发病机制和基本的干预措施；影响支气管哮喘、雷诺病、消化性溃疡和功能性胃肠病、神经性皮炎、经前期情绪障碍、肿瘤的心理社会因素。

3. 了解　心身医学与心身疾病；各种心身疾病病人的心理反应。

重点和难点内容

一、心身疾病概述

（一）心身疾病的概念

1. 心身疾病及相关概念

(1) 心身疾病（Psychosomatic disease）：又称心理生理疾病（Psychophysiological disease），是指心理社会因素在发生、发展与转归上起着重要作用，有明确的病理基础、器官出现了形态学改变或组织改变的躯体疾病。

(2) 心身反应：又称心理生理反应，指由心理刺激或情绪活动引起的生理反应，如恐惧时会引起或伴发血压、心率和呼吸的变化。

(3) 心身障碍：又称心理生理障碍，是心身反应的进一步发展，是在不良心理因素的长期作用下，引起的相对持续时间较长的一种障碍。

2. 心身疾病概念的演变　心身医学的概念一直在变化发展和延伸。从美国精神疾病诊断与统计手册（DSM）来看，DSM-Ⅰ(1952)设有“心身疾病”这一单独的疾病单元；DSM-Ⅱ(1968)被更名为“心理生理性自主神经与内脏反应”；DSM-Ⅲ(1980)及DSM-Ⅲ-R(1987)中，心身疾病被纳入“影响躯体状况的心理因素”之中。DSM-Ⅳ(1994)则将心身疾病相关内容列入“影响医学情况的心理因素”。DSM-5(2015)中，“影响躯体状况的心理因素”被归入“躯体症状及相关障碍”。DSM-5的分类反映了心身相互作用的关系，并要求人们同时兼顾心、身两个方面。

WHO制定的ICD也曾有过“心理生理障碍”及“精神因素引起的生理功能”的分类。ICD-10将传统的“心身疾病”分别纳入不同分类，归为“神经症、应激相关的及躯体形式障碍”，还有一些内容被分散在“伴有生理紊乱及躯体因素的行为综合征”以及其他分类中。

在1958年，我国的精神疾病分类中并没有心身疾病。1981年《中华医学会精神病分类》将“心身疾病”列入第十三类。1995年《中国精神疾病分类第2版修订版》（CCMD-2-R）取消了心身疾病分类，相关内容归类至“与心理因素有关的生理障碍”和“神经症及与心理因素有关的精神障碍”之中，另有部分归入“儿童青少年精神障碍”之中，此种情况一直延续至CCMD-3。

到目前为止，心身医学亦没有统一的定义。大致存在这几种定义：①心身医学是精神医学的一个特殊领域或亚专科，基本等同于会诊-联络精神病学（consultation-liaison psychiatry，CLP），其从业者主要是精神科医生，目的是在复杂的非精神科疾病患者中识别诊断和治疗并发或共病的精神障碍及相关疾病；②心身医学是医学的分支，是与精神科内外科相互独立的一级学科，主要在于德语国家使用；心身医学是处置患者的整体医学方式或手段。该定义指的是在诊断和治疗过程中全面考虑生物、心理和社会因素的共同作用，适用于包括精神医学在内的所有临床医学专科。

3. 心身疾病的分类 本教材将心身疾病按照器官系统进行分类如下：①心血管系统的心身疾病：冠状动脉粥样硬化性心脏病、阵发性心动过速、心律不齐、原发性高血压、原发性低血压、雷诺病等；②呼吸系统的心身疾病：支气管哮喘、过度换气综合征、神经性咳嗽等；③消化系统的心身疾病：胃、十二指肠溃疡、溃疡性结肠炎、肠易激惹综合征、神经性厌食、神经性呕吐等；④内分泌系统的心身疾病：甲状腺功能亢进、糖尿病、艾迪生病等；⑤泌尿生殖系统心身疾病：夜尿症、神经性尿频、勃起功能障碍、性欲减退、早泄、痛经、月经紊乱、经前期紧张症、功能失常性子宫出血、功能性不孕症等；⑥肌肉骨骼系统的心身疾病：类风湿性关节炎、慢性疼痛、痉挛性斜颈等；⑦神经系统的心身疾病：紧张性头痛、血管性头痛等；⑧皮肤系统的心身疾病：神经性皮炎、慢性荨麻疹、多汗症、瘙痒症、湿疹等；⑨外科心身疾病：器官移植综合征、整形术后综合征等；⑩儿科的心身疾病：遗尿、口吃等；⑪眼科心身疾病：原发性青光眼、眼睑痉挛等；⑫耳鼻喉科的心身疾病：梅尼埃病、咽异感综合征等；⑬口腔科的心身疾病：特发性舌痛症、颞下颌关节紊乱综合征等；⑭恶性肿瘤。

（二）心身疾病的发病机制

目前的研究主要包括心理学机制、生物学机制以及综合的作用机制等。

1. 心理学机制

（1）心理动力学理论：心理动力学理论重视潜意识心理冲突在心身疾病发生中的作用，认为个体特异的潜意识特征决定了心理冲突引起的特定的心身疾病。心身疾病的发病共包括三个要素：①未解决的心理冲突；②躯体器官的脆弱易感性；③自主神经的过度活动性。

（2）心理行为学理论：巴甫洛夫经典条件反射——狗的唾液分泌反射实验说明条件反射是一种独立的生理反应。行为学习理论认为某些社会环境刺激引发个体习得性心理和生理反应，表现为情绪紧张、呼吸加快、血压增高等，由于个体素质的问题，或特殊环境因素的强化，或通过泛化作用，导致这些习得性心理和生理反应可被固定下来，最终演变成症状和疾病。

（3）心理认知理论：认知是心理过程的重要方面，认知是指个体通过感觉器官对外部信息的接受、传导、编码储存、提取，以及不断加工、反复利用，形成经验的过程。认知理论认为，事物本身的意义在于个体对它的认知和评价。认知不仅与行为关系密切，同时也是情绪产生的必要条件。

2. 生物学机制

（1）自主神经系统：包括交感和副交感神经系统，它们与内脏功能的调节密切相关。当遭遇紧张情景时，交感神经系统兴奋，心跳加快，血压升高，若交感神经功能活动异常增强和持续时，可导致全身小动脉长期痉挛和硬化，血压持续上升，导致不可逆的改变，渐而引起心身疾病。

（2）内分泌代谢系统：下丘脑-垂体-肾上腺（hypothalamic-pituitary-adrenal，HPA）轴在应激的调节以及维持机体内环境系统稳定中起着十分重要的作用。如果应激强度超过HPA轴自我调节水平,就会出现与之相应的心身疾病。

(3) 免疫与应激:免疫系统和中枢神经系统通过信号通路互相交流,两者是人体的两个自适应系统。这其中的运行主要涉及两个途径,即 HPA 轴和交感神经系统。在免疫应答过程中,激活的交感神经系统可能旨在进行本地化的炎症反应。HPA 活动和细胞因子本质上是交织在一起的,炎性细胞因子刺激促肾上腺皮质激素和皮质醇分泌。反之,糖皮质激素抑制促炎细胞因子的合成。此外,糖皮质激素也进一步抑制促肾上腺皮质激素释放激素从下丘脑和促肾上腺皮质激素垂体分泌(负反馈)。

(4) 精神 - 内分泌 - 神经 - 免疫系统:目前有充分证据表明心理应激可改变免疫调节影响人体健康,临床免疫失调可导致疾病风险增加。压力事件所触发的认知和情感反应,可引起交感神经系统和内分泌的变化,最终可损害免疫功能,并对健康可引起广泛的影响。

3. 心身疾病与神经可塑性　神经可塑性是近几年来精神疾病研究的焦点。研究表明,不同的生物学机制可能是一些心理健康失调的基础。

4. 综合的发病机制理论　心身疾病的发病机制是目前医学心理学领域亟待深入研究的主要课题之一,发病机制涉及心理社会和生理等许多方面。心身疾病的发病机制概括如下:

(1) 心理社会刺激传入大脑:心理社会刺激在大脑皮质被接受,并得到加工和储存,使得现实刺激被加工转换成抽象观念。这其中涉及认知评价、人格特质、观念、社会支持、应对方式等中介因素的作用和影响。应激反应往往与个体对于社会刺激的认知评价相关,认知评价因此备受关注。

(2) 大脑皮质联合区的信息加工:大脑皮质联合区将输入信息通过与边缘系统的联系,转化为带有情绪色彩的内脏活动,通过与运动前区的联系,构成随意行为传出。

(3) 传出信息触发应激系统引起生理反应:包括促皮质激素释放激素(CRH)的释放、蓝斑 - 去甲肾上腺素(LC-NE)/ 自主神经系统变化,渐而影响垂体 - 肾上腺皮质轴及自主神经支配的组织,表现为神经 - 内分泌 - 免疫的系统变化。

(4) 心身疾病的发生:薄弱环节由遗传和环境因素决定,机体适应应激需求的能量储存有限,过度使用导致耗竭,加之强烈而持久的心理社会刺激的作用便会导致心身疾病的产生。

(三) 心身疾病的诊断与防治原则

按照生物 - 心理 - 社会医学模式,心身疾病的诊断和防治都应该兼顾个体的心理、生理以及社会三个方面。

1. 诊断原则

(1) 心身疾病的判断原则

① 疾病的发生包括心理社会因素,其与躯体症状有明确的时间关系;

② 躯体症状有明确的器质性病理改变,或存在已知的病理生理学变化;

③ 排除精神、心理障碍。

(2) 心身疾病的诊断程序:心身疾病的诊断程序包括:躯体诊断和心理诊断,躯体诊断的方法、原则与诊断学相同,心理诊断主要包括:

① 病史采集:包括个人发展史、个性或行为特质、社会生活事件、人际关系状况、家庭或社会支持资源、个体的认知评价模式等,并分析这些心理社会因素与心身疾病发生发展的相互关系。

② 体格检查:与临床体格检查相同,但需要适当关注检查时患者的心理行为反应方式。

③ 心理行为检查:对于初步疑为心身疾病者,应结合病史资料,采用晤谈、行为观察、心理测量或必要的心理生理学检查方法。

④ 综合分析:根据以上程序所收集的资料,结合心身疾病基本理论,对是否是心身疾病、何种

疾病、有哪些心理社会因素其主要作用以及可能的作用机制等问题做出恰当评估。

2. 心身疾病的治疗原则　对心身疾病实施心理干预应围绕消除心理社会刺激因素、消除心理学病因和消除生物学症状为主要目标。主要原则是心、身同治。

3. 心身疾病的预防　心身疾病是心理因素和生物因素综合作用的结果，因而心身疾病的预防也应兼顾心、身两个方面。心理社会因素大多需要较长的时间作用才会引起心身疾病，因此心身疾病的应尽早进行心理学预防。

习题

一、名词解释

1. 心身疾病
2. 心身反应
3. 心身障碍

二、填空题

1. 心身疾病是指________在发生、发展与转归上起着重要作用，有明确的病理基础、器官出现了形态学改变或组织改变的躯体疾病。

2. 消化系统的心身疾病有________、________、________以及神经性厌食、神经性呕吐等。

3. 内分泌系统的心身疾病有________、________、________等。

4. 心理动力学理论认为个体特异的________决定了心理冲突引起特定的心身疾病。

三、选择题

【A1 型题】(单句型最佳选择题)

1. 心身疾病是

A. 心理社会因素在病因中起主导作用的心理障碍

B. 由心理社会因素引起的神经症性障碍

C. 在不良心理因素的长期作用下，引起的相对持续时间较长的一种障碍

D. 由心理社会因素在疾病的发生、发展与转归过程中起着重要作用的躯体疾病

E. 由心理刺激或情绪活动引起的生理反应

2. 不是泌尿生殖系统心身疾病

A. 勃起功能障碍　B. 肾结石　C. 神经性尿频

D. 痛经　E. 经前期紧张综合征

3. 心理动力学理论认为心身疾病发病的重要机制是

A. 潜意识心理冲突　B. 习得性无助　C. 神经内分泌途径

D. 神经免疫途径　E. 生活方式

【A2 型题】(病例摘要型最佳选择题)

4. 某高血压患者，就诊于某三级医院，接诊医生收集了患者发病有关的心理社会刺激因素，及时进行体格检查、心理行为检查，经过综合分析，决定采取降压药物治疗的同时，辅助心理治疗。该医师遵循的治疗原则是

A. 躯体治疗　B. 心理治疗　C. 心、身同治

D. 对症治疗　E. 对因治疗

【B1 型题】(标准配伍题)

(5~6 题共用备选答案)

A. 未解决的心理冲突

B. 习得性无助

C. 述情障碍

D. 神经递质

E. 激素(肾上腺皮质激素、甲状腺素等)分泌过多或过少引起机体生理代谢改变

5. 心身疾病的心理认知理论发病机制是

6. 心身疾病的神经内分泌机制是

四、问答题

1. 简述心身疾病的诊断原则。

2. 简述心身疾病的治疗原则。

参考答案

一、名词解释

1. 心身疾病:又称心理生理疾病,是指心理社会因素在发生、发展与转归上起着重要作用,有明确的病理基础、器官出现了形态学改变或组织改变的躯体疾病。

2. 心身反应:又称心理生理反应,是指由心理刺激或情绪活动引起的生理反应,如恐惧时会引起或伴发血压、心率和呼吸的变化;愤怒时会出现胃酸分泌量和胃黏膜血流量改变等,它们呈一过性,一旦情绪刺激物移除,心身反应便会消失。

3. 心身障碍:又称心理生理障碍,是指心身反应的进一步发展,在不良心理因素的长期作用下,引起的相对持续时间较长的一种障碍。

二、填空题

1. 心理社会因素

2. 胃、十二指肠溃疡　溃疡性结肠炎　肠易激惹综合征

3. 甲状腺功能亢进　糖尿病　艾迪生病

4. 潜意识特征

三、选择题

【A1 型题】

1. D　2. B　3. A

【A2 型题】

4. C

【B1 型题】

5. C　6. E

四、问答题

1. 简述心身疾病的诊断原则。

答:心身疾病的诊断原则主要包括判断原则和诊断程序:

心身疾病的判断原则:

(1) 疾病的发生包括心理社会因素,其与躯体症状有明显的时间关系。

(2) 躯体症状有明确的器质性病理改变,或存在已知的病理生理学变化。

(3) 排除精神、心理障碍。

心身疾病的诊断程序主要包括躯体诊断和心理诊断,躯体诊断的方法、原则与诊断学相同,心理诊断主要包括:

(1) 病史采集:对疑有心身疾病的病例,在采集病史的同时,应特别留意收集个体心理社会方面的有关资料,并分析这些心理社会因素与心身疾病发生发展的相互关系。

(2) 体格检查:与临床体格检查相同,但需要适当关注体格检查时病人的心理行为反应方式,有时可以观察病人对待体格检查和治疗的特殊反应方式,恰当判断病人心理特质上的某些特点。

(3) 心理行为检查:对于初步疑为心身疾病者,应结合病史资料,采用晤谈、行为观察、心理测量或必要的心理生理学检查方法。

(4) 综合分析:根据以上程序所收集的资料,集合心身疾病基本理论,对是否是心身疾病、何种心身疾病、有哪些心理社会因素其主要作用以及可能的作用机制等问题做出恰当评估。

2. 简述心身疾病的治疗原则。

答:对心身疾病实施心理干预应围绕消除心理社会刺激因素、消除心理学病因和消除生物学症状为主要目标。主要原则是心、身同治,但对于具体病例应有所侧重,主要包括:

(1) 对于急性发病而躯体症状严重的病人,应以躯体对症治疗为主,辅以心理治疗。例如对于急性心肌梗死的病人,综合的生物性救助措施是解决问题的关键,而那些存在严重焦虑和恐惧反应的病人应实施及时的心理干预。

(2) 对于以心理症状为主、辅以躯体症状的疾病,或虽然以躯体症状为主但已呈慢性化的心身疾病,则可在实施常规躯体治疗的同时,重点安排好心理治疗。例如高血压、糖尿病、慢性消化性溃疡病人,除了给予适当的药物治疗外,应重点做好心理和行为指导等各项工作。

(杨海龙 张 宁)

二、常见的心身疾病

(一) 原发性高血压

原发性高血压的发生发展与心理社会因素有密切关系,发病率总的趋势为发达国家高于发展中国家,城市居民高于农村,知识阶层高于非知识阶层,老年高于非老年,寡妇和鳏夫的血压高于配偶健在者;影响因素有:①不良行为饮食:如高盐饮食、肥胖、缺少运动、吸烟及大量饮酒;②童年期应激:如被虐待、社会隔离、低社会经济状态;③负性情绪:如焦虑愤怒等;④慢性应激:如应激性生活事件、注意力高度集中、精神紧张而体力活动较少的职业,以及对视觉、听觉形成慢性刺激的环境;⑤人格特征:过分谨慎、顺从、愤怒的扭曲表达、好斗的人格特质;⑥精神障碍:失眠、焦虑障碍、抑郁障碍、双相障碍会影响血压。

从心身医学的角度更多关注高血压患者,同时共患交感神经系统兴奋相关疾病;临床无法解释的严重血压升高;对利尿、钙通道阻滞剂、作用于肾素 - 血管紧张素 - 醛固酮系统的抗高血压治疗抵抗;发作性和不稳定高血压,对 α 和 β 受体拮抗剂有效者。

对高血压患者的心理社会干预和健康行为教育处方是治疗高血压的基础。这些辅助治疗包括:①松弛训练;②运动疗法;③对伴发的精神障碍进行积极治疗;④改变生活习惯,如减轻体重、限盐、戒烟和控制饮酒;⑤生物反馈。

(二) 冠心病

影响冠心病发生发展的心理社会因素主要有:① A 型行为模式中的愤怒和敌意;②生活事件:

应激性生活事件、处于应激环境；③负性情绪：如抑郁障碍、焦虑和双相障碍；④不良生活方式，如吸烟、过度饮酒、缺乏运动、过食与肥胖。

在临床工作中了解冠心病患者的心理反应对日常工作非常重要。他们在被诊断后或紧张焦虑，甚至惊恐发作，部分继发抑郁，或"否认"，导致就诊的延误；出现心肌梗死后焦虑、抑郁、敌对、不安是常见的心理行为反应，常需要精神科会诊；在心肌梗死康复期可能继续存在情绪和行为问题。

在冠心病的综合治疗中要：①进行患者教育，促进患者认识疾病、减少焦虑；②矫正危险行为，特别是以愤怒和敌意为主的"AIAI"反应；③改变不良生活方式；④积极对焦虑抑郁进行治疗。

(三) 雷诺病

雷诺现象是指患者受寒冷或紧张的刺激后，手指(脚趾)皮肤突然出现苍白，随后变紫、变红，伴局部发冷、感觉异常和疼痛等短暂的临床现象，常反复发作。分为原发性和继发性，原发性常双侧肢体受累，无原发疾病，称雷诺病。继发性雷诺现象是由其他疾病引起，尤其常伴发于结缔组织疾病患者。

发病因素：①遗传因素；②黏附分子；③内皮细胞；④血流因素；⑤心理社会因素：精神创伤、心理冲突、情绪应激、一般的突发生活事件可以直接诱发本病，原有偏头痛、变异性心绞痛和周围血管狭窄性疾病患者更容易出现交感神经功能增强而发作此病。有些患者性格特征属于神经质类型，情绪易于激动，对疾病常有忧虑或恐惧心理；而精神紧张又是诱发此病发作的内在因素。

治疗：①一般治疗；②精神药物治疗；③心理治疗。

(四) 糖尿病

影响糖尿病的心理社会因素主要有：①应激性生活事件；②负性情绪和精神障碍：抑郁障碍常常影响患者的治疗和预后，精神分裂症是 2 型糖尿病的高发人群；③个性特征。

帮助青少年糖尿病患者适应糖尿病所带来的变化，顺利完成心理发展过程是需要关注的问题。对所有糖尿病患者在帮助改变生活方式时要更多关注他们患病后的情绪反应和生活质量。

糖尿病的治疗计划包括：①糖尿病患者及其家庭的健康教育；②帮助制订改变生活方式的计划；③针对不良情绪和精神障碍进行相应的心理治疗和精神药物治疗。

(五) 哮喘

支气管哮喘是一种变态反应性疾病，心理因素可以诱发和加重哮喘发作。心理社会因素：①亲子关系：长期反复发作的哮喘会引起患者的焦虑、抑郁、沮丧，加之过分注意自己疾病的行为模式，家长如果过分关注，给患儿过多的照顾，不知不觉地运用了操作性条件反射的方法，促使哮喘症状延续下去，发作更加频繁；②应激性生活事件是重要的促发因素；③负性情绪：合并焦虑或惊恐障碍可能恶化哮喘；慢性哮喘患者常伴有羞耻、低自尊和抑郁，这些是病程加重的危险因素。

哮喘儿童应给予有条件的积极关注，创造一个和谐的家庭关系，避免对儿童的过度保护，鼓励患儿参加外部活动，帮助患儿成长；促进患者行为方式的改变如加强锻炼；积极治疗患者的焦虑和抑郁。

(六) 消化性溃疡和功能性胃肠病

1. 消化性溃疡　现代研究证实，95%~99% 的十二指肠溃疡和 70%~90% 的胃溃疡与幽门螺杆菌感染有关；经历灾难、职业和家庭问题增加消化性溃疡的发病率；应激可能导致免疫力降低，增加了个体对幽门螺杆菌的易感性。情绪障碍可能通过危害健康的不良行为如吸烟、酗酒、缺乏饮食规律等影响消化性溃疡的形成和病程。抗菌治疗和生活行为改变已经治愈了大部分消化性溃疡。

2. 功能性胃肠病　功能性胃肠病是一组胃肠道功能紊乱综合征，具有腹痛、腹胀、腹泻等消化系统症状，常常伴有头痛、头昏、失眠、焦虑、抑郁等神经精神症状，常常反复发作并慢性化，临床上无法找到可解释症状的阳性发现，涉及的部位包括咽、食管、胃、胆道、Oddi 括约肌、小肠、大肠和肛门等。

功能性胃肠病与精神障碍有较高的共病率，大量研究证实了应激、焦虑可影响胃肠功能。

大多数功能性胃肠功能病病程持续数年，但大多数预后良好；对患者的积极关注和发展建设性的人际关系有助于改善预后。使用精神药物治疗功能性胃肠病应注意药物对胃肠功能的双重影响，如 TCA（三环类抗抑郁药）可以减少胃肠蠕动，减轻腹泻，但可能导致便秘。因此，基础治疗是改善饮食的种类和结构，辅以对症治疗，精神药物常常适用于病情较重的患者，可选择 TCA 或 SSRI 等抗抑郁药进行治疗，但剂量常常小于抗抑郁治疗。

（七）经前期情绪障碍

经前期情绪障碍（PMDD）是指在妇女月经周期的黄体期后期，至少有一种心境障碍症状的严重发作，且在卵泡期早期开始缓解，月经后一周消失；发病率为 5%~10%。有 80% 的女性在月经期报告有轻度经前期症状，20%~50% 的妇女报告有轻中度经前期症状，这些可被称为经前期综合征。

与精神因素、催乳素、雌孕激素比例失调有关。

治疗：①一般治疗；②内分泌治疗；③精神药物治疗；④心理治疗。

（八）神经性皮炎

神经性皮炎又称慢性单纯性苔藓，是以阵发性皮肤瘙痒和皮肤苔藓化为特征的慢性皮肤病。系比较典型的皮肤科心身疾病，该病是多种不良刺激的综合结果，其中精神刺激、情绪因素是重要的原因。发病与精神躯体因素、人格因素有关。

本病的治疗，需心身兼顾。要稳定患者的情绪，同时，避免患处衣物摩擦等外界刺激，尽量避免搔抓。①药物治疗；②心理治疗；③抗精神病药治疗。

（九）肿瘤及其心理问题

综合因素包括个体的生物、心理、社会等因素共同作用的因素。

治疗：①针对患者的治疗；②对患者家属的心理治疗；③心理肿瘤学模式。

习题

一、填空题

1. ______、______、______、______等人格特质与高血压的发病有关。

2. A 型行为中的______和______在冠心病的发病中可能具有更重要的作用。

3. 神经性皮炎是多种不良刺激的综合结果，其中______、______是重要的原因。

二、选择题

【A1 型题】（单句型最佳选择题）

1. 以下哪一项是高血压的诱发因素

A. 慢性应激　　B. 负性情绪　　C. 不良行为

D. 人格特征　　E. 精神障碍

2. 以下哪一项不是“AIAI”反应

A. 不耐烦　　B. 恼怒　　C. 发怒

D. 好斗　　E. 激动

3. 以下哪一项**不是**冠心病的心理社会因素

A. 生活事件　B. A型行为模式　C. 不良生活方式

D. 个性特征　E. 负性情绪

三、问答题

1. 简述治疗原发性高血压的健康行为处方。
2. 简述冠心病的心理社会干预。
3. 如何从心理社会层面辅助治疗糖尿病?
4. 如何从心理社会层面辅助治疗儿童哮喘?
5. 在治疗消化性溃疡和功能性胃肠病时,从心理社会角度需要关注什么?

参考答案

一、填空题

1. 过分谨慎　顺从　愤怒的扭曲表达　好斗
2. 愤怒　敌意
3. 精神刺激　情绪因素

二、选择题

1. B　2. D　3. D

三、问答题

1. 简述治疗原发性高血压健康行为教育和辅助治疗。

(1) 改变生活习惯(减轻体重、限盐、戒烟和控制饮酒等)。

(2) 运动疗法:耐力性运动训练或有氧运动均有中度降压作用。

(3) 松弛训练。

(4) 对伴发的精神障碍进行积极治疗。

(5) 生物反馈治疗。

2. 简述冠心病的心理社会干预。

(1) 进行患者教育,促进患者认识疾病、减少焦虑。

(2) 矫正危险行为,特别是以愤怒和敌意为主的"AIAI"反应。

(3) 改变不良生活方式。

(4) 积极对焦虑抑郁进行治疗。

3. 如何从心理社会层面辅助治疗糖尿病?

(1) 帮助青少年糖尿病患者适应糖尿病所带来的变化,顺利完成心理发展过程。

(2) 对糖尿病患者及其家庭的健康教育。

(3) 帮助制订改变生活方式的计划。

(4) 针对不良情绪和精神障碍进行相应的心理治疗和精神药物治疗。

4. 如何从心理社会层面辅助治疗儿童哮喘?

(1) 创造和谐的亲子关系;给予有条件的积极关注;鼓励患儿参加外部活动,帮助患儿成长;促进患者行为方式的改变,如加强锻炼。

(2) 避免生活中过多的应激性生活事件。

(3) 积极治疗患者的焦虑和抑郁。

5. 在治疗消化性溃疡和功能性胃肠病时，从心理社会角度需要关注什么？

(1) 改变不良的生活方式。

(2) 积极治疗不良情绪。

(3) 促使患者改变认知，发展积极的建设性的人际关系。

（陈雷音 杨世昌）

第八章
异常心理

学习目标

1. 掌握　异常心理的概念；异常心理的区分和判断标准；焦虑抑郁的定义与临床表现；睡眠障碍的定义与分类。

2. 熟悉　异常心理的分类；躯体形式障碍的定义；人格障碍的定义；失眠的定义、表现与原因；进食障碍的定义。

3. 了解　焦虑抑郁的病因；躯体形式障碍的分类及表现；人格障碍的分类及表现；进食障碍的分类及表现。

重点和难点内容

一、异常心理概述

(一) 异常心理的概念

异常心理(abnormal psychology)是指个体的心理过程和心理特征发生异常改变，大脑的结构或功能失调；或是指人对客观现实反映的紊乱和歪曲。其既反映为个人自我概念和某些能力的异常，也反映为社会人际关系和个人生活上的适应障碍。

(二) 正常心理与异常心理的区分

在进行区分时，一般方法都是：把某人的心理状态和行为表现放到当时的客观环境、社会文化背景中加以考虑，通过与社会认可的行为常模进行比较，以及与其本人一贯的心理状态和人格特征加以比较，从而判断此人有无心理异常，以及心理异常的程度如何。

1. 常识性的区分　主要根据日常生活经验。假如出现以下几种情况，可考虑为心理异常：①出现离奇怪意的言谈、思想和行为时；②呈现过度的情绪体验和表现时；③自身社会功能不完整时；④影响他人的社会生活时。

2. 心理学的区分　确定心理正常与异常的三条原则是：①主观世界与客观世界的统一性原则；②心理活动的内在协调性原则；③人格的相对稳定性原则。

(三) 心理异常的判断标准

正常和异常心理是一个渐变的连续体，其区别往往是相对的。但是，他们两者之间存在着相对的界限，通常按以下标准进行判断：①内省经验标准；②统计学标准；③生物学的标准；④社会适应标准。

以上每一种标准都有其根据，对于判断心理正常或异常都有一定的使用价值，但不能单独用来解决全部问题。因此，应互相补充，并通过大量的临床实践，对各种心理现象进行科学分析，还应考虑其他的因素如年龄、地域、时代、社会习俗及文化等的影响等，才能比较准确地判断是否有心理异常。

（四）异常心理的分类

目前，在医学临床诊断上使用的精神疾病分类方法有三种：①世界卫生组织颁布的《国际疾病分类》中的精神与行为分类，现已修订到第 10 版即 ICD-10；②美国精神医学学会编写的《精神疾病诊断及统计手册》，现已颁布第 5 版即 DSM-5；③中华精神科学会制定的《中华精神疾病分类方案和统计手册》，其第 3 版为 CCMD-3。这几个分类方法，在精神病学的学科中有详细的介绍。国内医学心理学领域主要根据心理偏移常态的程度不同，将异常心理由轻到重，大致分为以下几大类：①轻度心理障碍；②严重心理障碍；③心理生理障碍；④躯体器质性疾病伴发的心理障碍；⑤人格障碍；⑥行为问题和不良的行为习惯；⑦特殊条件下产生的心理障碍。

二、常见的异常心理

（一）焦虑障碍

焦虑（anxiety）是一种源于内心的紧张、压力感，常表现为内心不安、心烦意乱，有莫名其妙的恐惧感和对未来的不良预期感，常常伴有憋气、心悸、出汗、手抖、尿频等自主神经功能紊乱症状。

当人们面对潜在或真实的危险或威胁时，都会产生焦虑，那些有一定原因引起的，可以理解、适度的焦虑，属于正常焦虑反应。病理性焦虑是指没有明确的致焦虑因素，或者是刺激和反应不对称，反应严重或持续的焦虑反应，也称之为焦虑障碍（anxiety disorder）。

焦虑障碍是一种以焦虑、紧张、恐惧情绪为主，伴有自主神经系统症状和运动不安等为特征的神经症。

1. 发病原因　主要有：①人格因素；②社会心理因素；③遗传因素。

不同学派对此有不同解释。精神分析学派相信焦虑障碍是由于过度的内心冲突对自我威胁的结果。行为主义则认为焦虑是一种习得性行为，条件刺激泛化则形成焦虑障碍。

2. 临床表现　分为广泛性焦虑障碍和惊恐发作，两种类型表现不同。

（二）抑郁障碍

抑郁（depression）是各种原因引起的以心境低落为主要表现的一组症状，其情绪低落的程度不等，可从闷闷不乐到一直悲痛欲绝，常有兴趣丧失、思维迟缓，自罪感、注意困难、食欲丧失和自杀观念，常伴有失眠、食欲减退或缺失、闭经等，并有其他的认知、行为和社会功能的异常，严重时甚至悲观厌世、自伤和自杀。

1. 发病原因　①生物学因素；②生活事件与环境应激事件；③心理学因素。

2. 临床表现　①核心症状：情绪低落、兴趣缺失、精力减退；②心理症状群：焦虑、自责问罪、精神病性症状等；③躯体症状群：睡眠紊乱、胃肠功能紊乱、不明原因的疼痛、性功能减退、心慌气短等。抑郁症状常表现晨重暮轻。

（三）躯体形式障碍

躯体形式障碍（somatoform disorder）是一类以持久的担心或相信各种躯体症状的优势观念为特征的神经症。病人因这些症状反复就医，各种医学检查阴性和医师的解释均不能打消其疑虑。

分类：①躯体化障碍；②未分化躯体形式障碍；③疑病症；④躯体形式自主神经紊乱；⑤躯体形式疼痛障碍。

(四) 人格障碍

人格障碍(personality disorder)指人格特征明显偏离正常,使病人形成了一贯的反映个人生活风格和人际关系的异常行为模式。这种模式显著偏离特定的文化背景和一般认知方式,明显影响其社会功能与职业功能,造成对社会环境的适应不良,患者为此感到痛苦,并已具有临床意义。

分类:①偏执性人格障碍;②分裂样人格障碍;③反社会性人格障碍;④冲动性人格障碍;⑤表演性人格障碍;⑥强迫性人格障碍;⑦焦虑性人格障碍;⑧依赖性人格障碍;⑨其他或待分类的人格障碍。

(五) 睡眠障碍

睡眠障碍(sleep disorder)是睡眠量不正常以及睡眠中出现异常行为的表现,也就是睡眠和觉醒正常节律性交替紊乱的表现。包括两个要点:

(1) 连续睡眠障碍时间长达一个月以上;

(2) 睡眠障碍的程度足以造成主观的疲惫、焦虑或客观的工作效率下降,角色功能损伤。

1. 分类 ①入睡和维持睡眠障碍;②白天过多瞌睡;③睡眠中的异常行为;④睡眠节律紊乱。

2. 失眠 通常指病人对睡眠时间和(或)量不满足,并影响白天社会功能的一种主观体验。

3. 失眠的表现 入睡困难;不能熟睡;早醒、醒后无法再入睡;频频从噩梦中惊醒,自感整夜在做噩梦;睡过之后精力没有恢复;容易被惊醒,有的对声音敏感,有的对灯光敏感。还会引起疲劳感、不安、全身不适、无精打采、反应迟缓、头痛、记忆力不集中等。很多失眠者喜欢胡思乱想。

4. 失眠的原因 ①精神障碍;②心理社会因素;③反生理时钟引起;④某些药物、食物和环境变化;⑤其他疾病。

(六) 进食障碍

进食障碍(eating disorder)是指由社会心理因素引起的,故意拒食、节食或呕吐,导致体重减轻和营养不良,或出现发作性不可克制的贪食等异常的进食行为。

1. 神经性厌食症 是一种多见于青少年女性的进食行为异常,特征为故意限制饮食,使体重降至明显低于正常的标准,为此采取过度运动、引吐、导泻等方法以减轻体重。常过分担心发胖,甚至已明显消瘦仍自认为太胖,即使医师进行解释也无效。

2. 神经性贪食症 特征为反复发作和不可抗拒的摄食欲望,及暴食行为,病人有担心发胖的恐惧心理,常采取引吐、导泻、禁食等方法以消除暴食引起发胖的极端措施。

习题

一、名词解释

1. 异常心理
2. 焦虑障碍
3. 躯体形式障碍
4. 睡眠障碍

二、填空题

1. 在进行正常心理与异常心理的区分时,一般方法都是,把某人的心理状态和行为表现放到当时的客观环境、社会文化背景中加以考虑,通过与________进行比较,以及与________比较,从而判断此人有无心理异常,以及心理异常的程度如何。

2. 异常心理的心理学区分三原则包括________、________和________。

3. 抑郁障碍是世界公认的高发疾病，其主要发病原因有________、________和________三大类，将其临床表现归纳为________、________和________三方面。

4. 躯体形式障碍的分类包括________、________、________、________和________。

5. 人格障碍指人格特征明显偏离正常，使病人形成了一贯的反映个人生活风格和人际关系的异常行为模式。这种模式显著偏离________和________，明显影响其社会功能与职业功能，造成对社会环境的适应不良，患者为此感到痛苦。

6. 失眠有生理上、心理上的原因，以及这两者之间的混合状况。从医学和心理学的角度大致会有________、________、________、________和________这五大类因素。

三、选择题

【A1 型题】(单句型最佳选择题)

1. 关于心理正常与异常的常识性区分，**不包括**以下哪种
   A. 出现怪异的言谈、思想和行为时
   B. 呈现过度的情绪体验时
   C. 遭受重大打击时
   D. 自身社会功能不完整时
   E. 影响他人的社会生活时

2. 下列描述中符合“主观实现与客观世界的统一性原则”的是
   A. 心理活动动机与行为表现相统一
   B. 心理活动形式和内容与客观环境相统一
   C. 情感和情绪与外界环境相统一
   D. 意识活动和心理动力相统一
   E. 各种心理过程之间相统一

3. 一个用钱很节约的人，突然挥金如土，在生活环境中找不到足以促使他发生改变的原因。根据以下哪个原则可以判断其心理活动偏离了正常轨道
   A. 对立统一的原则
   B. 心理活动的内在协调性原则
   C. 主观世界与客观实践相统一的原则
   D. 人格的相对稳定性原则
   E. 动机与行为的协调性原则

4. 判断心理活动状态是否正常的标准**不包括**
   A. 内省经验标准
   B. 伦理标准
   C. 统计学标准
   D. 生物学标准
   E. 社会适应标准

5. 下列描述**不符合**“统计学标准”对心理正常与异常判断的是
   A. 心理正常与异常有明确的界限
   B. 远离中间的两端被视为异常
   C. 正常与异常的界限是人为划定的
   D. 以心理特征偏离平均值的程度来决定一个人心理正常或异常
   E. 居中的大多数人属于心理正常

6. “精神分裂症”属于哪类异常心理
   A. 轻度心理障碍
   B. 心理生理障碍
   C. 严重心理障碍
   D. 躯体器质性疾病伴发的心理障碍
   E. 特殊条件下产生的心理障碍

7. 一位同学昨天失恋了，一直哭泣，睡眠也不好，茶饭不思，唉声叹气的，这属于
   A. 特殊条件下产生的心理障碍
   B. 正常心理
   C. 轻度心理障碍
   D. 心理生理障碍
   E. 严重心理障碍

8. 抑郁的主要表现是
A. 自我感觉差 B. 精力减退 C. 自责自罪
D. 精神运动性迟缓 E. 心境低落

9. 以下**不属于**抑郁症发作时的核心症状的是
A. 情绪低落 B. 睡眠紊乱 C. 兴趣缺失
D. 无价值感 E. 精力减退

10. 关于广泛性焦虑，以下描述**不正确**的是
A. 无明确对象的紧张不安 B. 有处于大祸临头的恐惧感
C. 往往伴随植物神经系统失调 D. 对外界刺激易做出惊跳反应
E. 一般发病5~10分钟，很少超过1个小时

11. 下列哪项**不符合**躯体形式障碍的表现
A. 以多样多变的躯体症状为主的神经症 B. 躯体症状可涉及身体的任何器官和系统
C. 常伴有明显的焦虑和抑郁情绪 D. 患者的社会功能通常不受损害
E. 实验室检查往往无法确诊病因

12. 下列关于疑病症的说法**不正确**的是
A. 患者相信自己患有严重躯体疾病 B. 患者反复就医
C. 患者其实没有其描述的躯体症状 D. 常常有焦虑、抑郁情绪
E. 本障碍无明显家庭特点

13. 有关反社会性人格障碍的叙述，**不正确**的是
A. 行动无计划性
B. 不尊重事实
C. 不能与他人维持长久的关系
D. 易激惹，并有暴力行为，危害别人后随即产生内疚感
E. 对挫折耐受程度低，微小刺激便可引起冲动

14. 有关表演性人格障碍的叙述，**不正确**的是
A. 个人情感丰富且深刻 B. 感情用事，表情丰富但矫揉造作
C. 暗示性强，易受他人影响 D. 爱表现自己
E. 以自我为中心

15. "凡事需反复核对，因对细节过分注意，以致忽视全局"的以下哪一种人格障碍的表现
A. 焦虑性人格障碍 B. 表演性人格障碍 C. 强迫性人格障碍
D. 反社会性人格障碍 E. 分裂样人格障碍

16. 睡眠障碍分类**不包括**以下哪项
A. 睡眠的开始与维持困难 B. 白天过多瞌睡 C. 睡眠觉醒周期紊乱
D. 睡眠中的异常活动和行为 E. 其他疾病引起的失眠

17. 失眠的表现**不包括**以下哪项
A. 入睡困难 B. 易惊醒 C. 睡眠过多
D. 胡思乱想 E. 多梦

18. 神经性厌食的表现**不包括**
A. 常处于担心发胖的恐惧烦恼中 B. 体重符合标准
C. 闭经 D. 对自身形象感知错误

E. 常伴有焦虑、抑郁等精神症状

【A2 型题】(病例摘要型最佳选择题)

19. 患者男性,38 岁。6 年前出现腰部、背部、颈部紧张与疼痛,部位不固定,时好时坏,不好时走路都吃力,还出现手脚发麻、发冷或发热,伴有心悸、胸闷、头晕、失眠等症状。多次 B 超、CT、MRI、抽血检查无异常。此患者最可能的诊断是

A. 躯体形式障碍　B. 抑郁症　C. 焦虑症

D. 心身疾病　E. 疑病症

20. 患者张女士,42 岁。1 年前发现左侧嘴角有黑痣,因影响美观,便时常用小刀、针头等器物试图将黑色物体挑出,某天听同事讲到,这样反复刺激容易导致癌变,张女士听后非常紧张,便手机查阅癌症的相关信息,发现有些早期现象能和自身状况对号入座,心悸、大汗、胸闷、肩膀酸痛,感到惶惶不可终日。实验室检查未发现异常。张女士患者最可能的诊断是

A. 躯体形式障碍　B. 抑郁症　C. 惊恐发作

D. 焦虑症　E. 疑病症

21. 患者女性,14 岁。2 年前无明显诱因开始认为自己不及同学苗条,吃得越来越少,体重由 1 年前 36kg 降至就诊时 22kg,精神状况尚可,父母多次带她到医院求治,经多次检查均未发现异常。此患者最可能的诊断是

A. 躯体形式障碍　B. 神经性厌食　C. 神经性贪食

D. 抑郁症　E. 焦虑症

【B1 型题】(标准配伍题)

(22~23 题共用备选答案)

A. 精神障碍　B. 社会心理因素　C. 反生理时钟因素

D. 药物、食物和环境变化　E. 其他疾病

22. 因抑郁障碍导致的失眠属于

23. 因家庭婚姻、升学就业等问题导致的失眠属于

四、问答题

1. 焦虑障碍的发病原因及临床表现。
2. 抑郁障碍的临床表现。
3. 失眠的定义及临床表现。
4. 进食障碍的临床表现。

参考答案

一、名词解释

1. 异常心理:是指个体的心理过程和心理特征发生异常改变,大脑的结构或功能失调;或是指人对客观现实反应的紊乱和歪曲。

2. 焦虑障碍:是一种以焦虑、紧张、恐惧情绪为主,伴有自主神经系统症状和运动不安等为特征的神经症。

3. 躯体形式障碍:是一类以持久的担心或相信各种躯体症状的优势观念为特征的神经症。

4. 睡眠障碍:是睡眠量不正常以及睡眠中出现异常行为的表现,也是睡眠和觉醒正常节律性交替紊乱的表现。

二、填空题

1. 社会认可的行为常模　本人一贯的心理状态和人格特征

2. 主观世界与客观世界的统一性原则　心理活动的内在协调性原则　人格的相对稳定性原则

3. 生物学因素　生活事件与环境应激事件　心理学理论　核心症状　心理症状群　躯体症状群

4. 躯体化障碍　未分化躯体形式障碍　疑病症　躯体形式自主神经紊乱　躯体形式疼痛障碍

5. 特定的文化背景　一般认知方式

6. 精神障碍　心理社会因素　反生理时钟引起　某些药物、食物和环境变化　其他疾病

三、选择题

1. C	2. B	3. D	4. B	5. A	6. C	7. B	8. E	9. B	10. E
11. D	12. C	13. D	14. A	15. C	16. E	17. C	18. B	19. A	20. D
21. B	22. A	23. B							

四、问答题

1. 焦虑障碍的发病原因以及临床表现。

答：焦虑障碍的发病原因有人格因素、心理社会因素和遗传因素，表现为惊恐发作和广泛性焦虑障碍。

2. 抑郁障碍的临床表现。

答：抑郁障碍的表现归纳为核心症状、心理症状群和躯体症状群三方面。核心症状包括情绪低落、兴趣缺失、精力减退；心理症状群有焦虑、自责自罪、精神病性症状、认知症状、注意力和记忆力下降等；躯体症状群有睡眠紊乱、食欲紊乱、慢性疼痛、性功能减退及其他非特异性症状等。抑郁症状常表现晨重暮轻。

3. 失眠的定义及临床表现。

答：失眠通常指病人对睡眠时间和(或)量不满足，并影响白天社会功能的一种主观体验。

临床表现：入睡困难；不能熟睡；早醒、醒后无法再入睡；频频从噩梦中惊醒，自感整夜在做噩梦；睡过之后精力没有恢复；容易被惊醒，有的对声音敏感，有的对灯光敏感。还会引起疲劳感、不安、全身不适、无精打采、反应迟钝、头痛、注意力不集中等。很多失眠者喜欢胡思乱想。

4. 进食障碍的临床表现。

答：进食障碍分为神经性厌食症和神经性贪食症两类。

神经性厌食症表现为故意限制饮食，使体重降至明显低于正常的标准，为此采取过度运动、引吐、导泻等方法以减轻体重。

神经性贪食表现为反复发作和不可抗拒的摄食欲望及暴食行为，病人有担心发胖的恐惧心理，常采取引吐、导泻、禁食等方法以消除暴食引起发胖的极端措施。

（雷天语　唐峥华）

第九章
健 康 行 为

学习目标

1. 掌握　健康行为和危险行为的概念；自我效能理论；健康信念模型及应用。

2. 熟悉　健康行为与危险行为的分类；计划行为理论；饮食行为、性行为、锻炼等与健康的关系、成瘾的危害与预防；肥胖的危害与合理体重的控制；艾滋病流行与行为因素的关系。

3. 了解　治疗酗酒、吸烟和网络成瘾的原则；网络成瘾的诊断标准和心理机制；锻炼的影响因素。

重点和难点内容

一、健康行为与行为转变

(一) 健康行为和危险行为

1. 健康行为(health behavior)　是指有助于个体在生理、心理和社会上保持良好状态、预防疾病的行为。

七种健康行为分别是：从不吸烟、有规律地体力活动、晚上睡 7~8 小时、保持正常体重、适度饮酒或不喝酒、吃早餐、两餐之间很少吃零食。健康行为每项 1 分，拥有更高分值人的健康水平比低于 3 分者的健康水平更高。

2. 健康危险行为(risk behavior)　是指与疾病关联的行为，涵盖疾病行为、疾病角色行为、损害健康习惯、不良生活习惯等。

常见的危险行为归纳为下列四类：①不良生活方式与习惯；②不良病感行为；③日常损害健康行为；④致病性行为模式。

(二) 健康信念及其影响因素

1. 定义　健康信念(health belief)是个体对自己采取的健康措施及其对健康影响的看法，属于生活信念。

2. 影响因素　健康或疾病信念受多方面因素影响，主要包括：①民间医学的影响；②文化环境和文化适应；③教育、职业、收入、社会地位和城乡差异；④落后习俗；⑤工业化和媒体宣传；⑥医疗政策与社会健康计划。

(三) 行为转变的理论

1. 自我效能理论

定义：自我效能(self efficacy)是个体对自己成功执行某行为并导致预期结果的信念，属于自信范畴。它是美国心理学家班杜拉社会认知理论中的核心概念。

自我效能来源于四个方面:①成功的经验;②替代性经验;③言语劝导;④生理状态。其中成功经验是获得自我效能的最重要、最基本的途径。

2. 健康信念模型 健康信念模型(health belief model,HBM)建立在需要和动机理论、认知理论和价值期望理论之上,关注人对健康的态度和信念,重视影响信念的内外因素。

健康信念模型要点:HBM 包括六部分,分别是:①知觉疾病易感性;②知觉疾病威胁;③知觉健康行为益处;④知觉行动阻碍;⑤行动线索;⑥自我效能。

3. 计划行为理论 Ajzen 和 Fishbein 于 1967 年先提出了理性行为理论(theory of reasoned action,TRA),该理论经过修正,形成计划行为理论(theory of planned behavior,TPB)。

理论要点包括:①行为意向;②行为态度和行为信念;③主观规范和规范信念;④知觉行为控制。

二、吸烟、酗酒和网络成瘾

(一) 吸烟

吸烟可导致肺癌、口腔癌或食道癌,膀胱癌;也可导致心脏病、慢性支气管炎、肺气肿和高血压。孕妇吸烟导致胎儿发育障碍,易娩出低体重儿,导致胎儿慢性缺氧。被动吸烟孕妇小胎龄儿、早产、新生儿窒息发生率显著高于无被动吸烟孕妇。

1. 吸烟成瘾的心理学机制 吸烟成瘾的主要原因是香烟中的尼古丁发挥的作用。一旦个体中止吸烟行为,血液中尼古丁含量下降导致个体产生一系列生理和心理反应,并产生强烈的吸烟渴求,即烟瘾发作。

2. 预防和控烟 主要包括:①预防青少年吸烟;②建立无烟环境。

3. 戒烟 目前,排在有效治疗烟草依赖方法首位的是团体行为治疗,其后依次为抗抑郁药安非他酮、医师强烈建议、尼古丁替代治疗、个别心理咨询、电话咨询、护士干预、自助。烟价提高10%,戒烟率提高 3%~5%,就个体来说,戒烟最好的方法是心理干预结合药物治疗。

美国公共卫生部门编写手册,指导医师采取"5A",帮助病人戒烟:①Ask:详细询问吸烟状况;②Advise:强烈建议并劝告戒烟;③Assess:评估烟民有否戒烟意愿;④Assist:提高戒烟意愿、提供心理咨询支持、用药指导,防止复吸;⑤Arrange follow-up:安排后续接触。

(二) 酗酒

酗酒(alcohol abuse)也称为问题饮酒或酒精滥用,它是造成了躯体或精神的损害或并带来不良的社会后果的过度饮酒。

1. 酗酒的心理社会原因 压力、获得性学习、期待效应和人格因素是重要的心理因素;社会学说认为酗酒和家庭环境因素、同辈影响和榜样示范作用等因素有关。

2. 酗酒的预防和治疗 早期干预是针对潜在的酗酒易感人群进行有关饮酒方面的健康教育,包括适量饮酒的概念及安全饮酒量。心理治疗是预防和治疗酗酒的有效方法。

(三) 网络成瘾

网络成瘾障碍(internet addiction disorder,IAD)是指慢性或周期性的对网络的着迷状态,不可抗拒地再度使用的渴望与冲动,上网后欣快,下网后出现戒断反应,出现生理或心理的依赖现象。

1. 网络成瘾的分类 根据网络成瘾的内容,分为以下几类:

(1) 网络色情成瘾。

(2) 网络交友成瘾。

(3) 网络交易成瘾。

(4) 网络信息收集成瘾。

(5) 计算机 / 网络游戏成瘾。

2. 网络成瘾的心理机制　主要包括:①成瘾的精神运动刺激理论;②成瘾的强化理论;③成瘾人格。

3. 诊断标准　美国心理学年会确定的网络成瘾诊断标准包括:①耐受性增强;②成瘾症状;③上网频率总是比事先计划的要高,上网时间总是比事先计划的要长;④企图缩短上网时间的努力,总是以失败告终;⑤花费大量时间在和互联网有关的活动上;⑥上网使病人的社交、职业和家庭生活受到严重影响;⑦虽然能够意识到上网带来的严重问题,仍然继续花大量时间上网。

4. 对心理与社会的不良影响　主要包括:①心身障碍;②人格障碍;③社会功能损害。

5. 预防和治疗　网络成瘾治疗的根本宗旨是预防为主。采用药物 + 心理治疗 + 行为规范 + 家庭治疗的综合疗法帮助病人戒除网瘾。

三、饮食、锻炼与肥胖

(一) 饮食

人们通过饮食行为获取营养,维持机体正常功能。

合理饮食的原则:①饮食成分均衡;②合理的加工方法;③搭配得当;④良好的进食方式;⑤量出为入。

(二) 锻炼

锻炼(physical exercise)是一种通过有效的身体运动方式达到促进健康目的的活动。

1. 对心身的影响　主要包括:①生理意义;②心理学意义;③过度运动会损害健康。

2. 影响因素　锻炼生活方式的确立受到多重因素的影响,主要包括:①个人因素;②态度和信念的影响。

3. 疾病预防和康复作用　主要体现在对以下疾病的作用:①高血压;②冠心病;③糖尿病;④肿瘤;⑤骨质疏松症。

(三) 肥胖

肥胖(obesity)是指体内过量脂肪堆积而使体重超过某一范围,当肥胖影响健康或正常生活及工作时才称为肥胖症。肥胖的主要原因是从食物中摄取的能量过多、缺乏锻炼和基因易感性综合所致。肥胖会增加了高血压、冠心病、脂肪肝、血尿酸高、痛风、乳腺癌、卵巢癌、大肠癌及前列腺癌等的发生率,女性会出现闭经不育。肥胖会减少预期寿命 6~7 年,与艾滋病、吸毒、嗜酒并列为世界性四大医学社会问题。

1. 肥胖的测量和影响肥胖的社会心理因素　测量肥胖以 BMI 指数,即体重(千克)除以身高(米)的平方,较为常用。影响肥胖的社会心理因素主要包括:①家庭、同伴的影响;②心理应激;③人格特点;④社会文化因素。

2. 控制体重　限制饮食、健康教育、集体训练、授课、身体锻炼、行为治疗等都是有效措施。需要警惕 yo-yo 式减肥。自我效能感在减肥成功中扮演重要角色。对于中重度肥胖者,需要营养师、运动专家、医师、心理咨询师的专业指导。

四、性行为与艾滋病预防

(一) 性行为和安全性行为

1. 性行为　人类性行为是指所有与性有关的行为(接吻、抚摸、性交等)。人类性行为具有心理学意义,包括追求快乐、表达爱情、满足心理需要。另外,人类性行为也受家庭、宗教、人际关系和文化道德等社会因素的影响和制约。

2. 安全性行为　主要包括:①使用安全套;②减少性伴数;③减少与危险性伴发生性行为;④同性恋人群的预防。

(二) 艾滋病预防

艾滋病又称为获得性免疫缺陷综合征(acquired immune deficiency syndrome,AIDS),是由 HIV 感染引起的。病毒严重破坏人体免疫功能,使机体丧失了抵抗疾病的能力,最终因长期消耗,全身衰竭而死亡。同时,艾滋病感染者将承受巨大的心理压力,其家庭和社会负担增加。

1. 行为因素与艾滋病　行为因素在艾滋病感染的发生中起着决定性作用,主要包括:①心理因素;②个人生活方式;③社会因素。

2. HIV/AIDS 预防　主要包括:①采用安全性行为;②避免口吸毒品或用口服美沙酮替代疗法,减少 HIV 传播机会;③控制母婴传播;④加强社会干预。

3. 向 AIDS 病人提供心理治疗　人际关系治疗、支持性心理治疗、应对技能训练与增强自我效能、认知行为应激管理、团体(小组)心理治疗等都适合对艾滋病病人进行心理治疗。

习题

一、名词解释

1. 健康行为
2. 健康危险行为
3. 自我效能
4. 酗酒
5. 网络成瘾障碍
6. 锻炼

二、填空题

1. 健康危险行为包括不良生活方式与习惯、________、日常损害健康行为和________。

2. 加利福尼亚人类人口研究室的 Belloc 和 Breslow 总结出七种健康行为,分别是:从不吸烟、________、晚上睡 7~8 小时、________、适度饮酒或不喝酒、吃早餐、两餐之间很少吃零食。

3. ________能用于个体行为转变,也能用于健康教育,如碘盐预防碘缺乏病的健康教育。

4. 美国指导医生采用“5As”帮助病人戒烟,分别是指:________、Advise、Assess、Assist 和________。

5. 安全性行为主要包括________、减少性伴数、________以及加强同性恋人群的预防工作。

三、选择题

【A1 型题】(单句型最佳选择题)

1. 研究行为与健康关系的领域属于

A. 心理卫生学　　B. 健康心理学　　C. 运动心理学

D. 行为医学　　E. 心身医学

2. 自我效能(self efficacy)是社会认知理论中的核心概念,它的提出者是

A. 班杜拉　　B. 华生　　C. 罗杰斯

D. 马斯洛　　E. 斯金纳

3. 自我效能的最重要来源是

A. 替代性经验　　B. 言语劝导　　C. 心理状态

D. 成功的经验　　E. 观察学习

4. 计划行为理论中的行为转变的核心元素是

A. 行为态度　　B. 主观规范　　C. 行为意向

D. 知觉行为控制　　E. 行为规范

5. 在戒烟的药物戒除方法中,WHO 推荐的最主要的药物治疗方式是

A. 美沙酮替代疗法　　B. 芳香烃替代治疗

C. 尼古丁替代治疗　　D. 乙醇替代治疗

E. 安慰剂替代治疗

6. 根据美国心理学会的确定的网络成瘾的诊断标准,其病程标准是

A. 3 个月　　B. 6 个月　　C. 9 个月

D. 10 个月　　E. 12 个月

7. 网络成瘾防治的根本宗旨是

A. 预防为主　　B. 药物治疗

C. 行为规范　　D. 心理治疗

E. 家庭治疗

8. 酗酒的心理原因主要包括

A. 自我效能、期待效应、获得性学习和人格因素

B. 压力、自我效能、期待效应和人格因素

C. 压力、获得性学习、期待效应和人格因素

D. 家庭环境因素、同辈影响、榜样示范作用

E. 家庭环境因素、人格因素和榜样示范作用

9. 锻炼的生理意义包括

A. 缓解抑郁　　B. 增强心血管系统的功能

C. 降低焦虑与应激反应　　D. 对工作能力的效应

E. 维护自尊心

10. 糖尿病患者的身体锻炼适宜方法是

A. 饭前 1 小时是最佳锻炼时间

B. 科学的锻炼就可以不用药物治疗

C. 科学的体育锻炼可促进血糖的利用,加速血液循环

D. 运动强度控制在该年龄所到达的最大心率的 70%~80%

E. 每次不少于 40 分钟

11. 高血压病人合适的运动形式有

A. 慢跑　　B. 跳绳　　C. 马拉松

D. 羽毛球　　E. 举重

12. 国人运用 BMI 判断体型的标准是
A. BMI 在 18.5~24.5 之间是正常
B. BMI≥25.0 是超重
C. BMI<18.5 是体重过低
D. BMI≥30 是超重
E. BMI 在 18~23.9 之间是正常

13. 控制体重的基本原则是
A. 坚持行为治疗
B. 进食控制和加强锻炼
C. 进食控制和生活方式控制
D. 加强锻炼和生活方式控制
E. 对轻、中、重度肥胖的控制原则各有不同

14. 下列属于预防肥胖的方法的是
A. 暴饮暴食
B. 合理锻炼
C. 经常吃“洋快餐”
D. 偏食
E. 吃饭尽量快

15. 影响 HIV/AIDS 发展变化的心理因素包括
A. 压力、人格、认知风格和社会支持
B. 情绪、压力、意志和应对策略
C. 情绪、人格、社会支持和应对策略
D. 压力、认知风格、社会支持和应对策略
E. 情绪、人格、社会支持和压力

16. 以下描述正确的是
A. 在未采取保护措施的情况下与艾滋病病人性交不会感染艾滋病
B. 与艾滋病病人共用注射器静脉吸毒不会感染艾滋病
C. 输入被艾滋病病毒污染的血液不会感染艾滋病
D. 与艾滋病病人握手、拥抱不会感染艾滋病
E. 患艾滋病母亲生下的婴儿不会感染艾滋病

17. 适合艾滋病病人心理治疗的方法有
A. 精神分析治疗、人际关系治疗、认知行为管理等
B. 音乐治疗、支持性心理治疗、团体治疗等
C. 人际关系治疗、支持性心理治疗、团体治疗等
D. 精神分析治疗、家庭治疗、认知行为管理等
E. 人际关系治疗、音乐治疗、支持性心理治疗等

【A2 型题】(病例摘要型最佳选择题)

18. 某来访者接受烟草依赖治疗,对他而言最好的方案是
A. 抗抑郁药安非他酮
B. 尼古丁替代治疗
C. 认知行为治疗
D. 医师强烈建议和自助
E. 心理干预结合药物治疗

【B1 型题】(标准配伍题)

(19~21 题共用备选答案)
A. 知觉易感性
B. 知觉威胁性
C. 知觉益处
D. 阻碍阻碍
E. 行动线索

下面描述分别属于健康信念模型中的哪个要点

19. “医生说我再吸烟,心脏支架也不能救命”属于

20. “糖尿病饮食控制太严格了,我喜欢吃的食物都不能吃,也吃不饱”属于

21. “妈妈和姐姐得了糖尿病，我会不会也得上？”属于

（22~24 题共用备选答案）

A. 行为意向　　B. 行为态度　　C. 行为信念

D. 主观规范　　E. 知觉行为控制

宫颈刮片是早期发现宫颈癌的重要方法，但不受高龄、文化层次低的妇女欢迎。疾病预防控制部门准备开展一项宣传活动，以吸收这部分人群参加刮片筛查。健康心理学家按 TPB 理论设计了一份调查问卷，了解人们是否接受过检查，以及人们对检查的态度、意向等，以提高宣传的针对性和有效性，其中的项目：

22. “妇女参加刮片筛查的可能性有多大？”属于

23. “调查对象的亲朋好友是否也将参加？”属于

24. “做刮片检查疼吗？能忍受吗？”属于

四、问答题

1. 影响健康信念的因素有哪些？

2. 自我效能理论的主要内容是什么？

3. 根据健康信念模式设计控烟宣传活动，需要评估受众的哪些要素？

4. 简述艾滋病与行为因素的关系。

5. 预防冠心病的锻炼方法。

参考答案

一、名词解释

1. 健康行为：是指有助于个体在生理、心理和社会上保持良好状态、预防疾病的行为。

2. 损害健康行为：是指与疾病关联的行为，涵盖疾病行为、疾病角色行为、损害健康习惯、不良生活习惯等。

3. 自我效能：是个体对自己成功执行某行为并导致预期结果的信念，属于自信范畴。

4. 酗酒：是指过度饮酒造成躯体或精神损害，以及带来的不良社会后果，或称为问题饮酒或酒精滥用。

5. 网络成瘾障碍：是指慢性或周期性的对网络的着迷状态，不可抗拒的再度使用的渴望与冲动，上网后欣快，下网后出现戒断反应，出现生理或心理的依赖现象。

6. 锻炼：是一种通过有效的身体运动方式达到促进健康目的的活动。

二、填空题

1. 不良病感行为　致病性行为模式

2. 有规律地体力活动　保持正常体重

3. 健康信念模型

4. Ask　Arrange follow-up

5. 使用安全套　减少与危险性伴发生性行为

三、选择题

1. B	2. A	3. D	4. C	5. C	6. E	7. A	8. C	9. B	10. C
11. A	12. C	13. B	14. B	15. C	16. D	17. C	18. D	19. B	20. D
21. A	22. A	23. D	24. E						

四、问答题

1. 影响健康信念的因素有哪些？

答：健康信念（health belief）是个体对自己采取的健康措施及其对健康影响的看法，属于生活信念。健康或疾病信念受多方面因素影响，主要包括：

(1) 民间医学：影响人们的健康和疾病观念。

(2) 文化环境和文化适应：文化环境是社会环境的重要方面。

(3) 教育、职业、收入、社会地位和城乡差异：教育、职业和收入影响人对世界的认识、接受新观念和改变观念的程度。

(4) 落后习俗：文化因素也会改变女性身体，造成畸形。

(5) 工业化和媒体宣传：现代工业社会出现一种新的年轻人文化，它鼓吹对成人权威的反叛和蔑视，造成一些年轻人吸烟、吸食毒品，将他们自己置于危险之中，形成不健康习惯。

(6) 医疗政策与社会健康计划。

2. 自我效能理论的主要内容是什么？

答：自我效能是个体对自己成功执行某行为并导致预期结果的信念，属于自信范畴。自我效能来源于成功的经验、替代性经验、言语劝导和生理状态。

(1) 成功的经验：是获得自我效能的最重要、最基本的途径。反复失败会削弱自我效能。

(2) 替代性经验：是指通过观察其他人的行为而产生的自我效能。在榜样成功的情况下，具有相似性的榜样则具有积极意义。

(3) 言语劝导：切合实际的劝导能培养人对自己能力的信念，鼓励他们努力达到成功，而消极、不切实际的赞扬降低自我效能。

(4) 生理状态：焦虑、紧张、疲劳和情绪状态能影响自我效能。在面临压力事件时，人们往往根据自己的心率、血压、呼吸等生理唤醒水平来判断自我效能。

3. 根据健康信念模式设计控烟宣传活动，需要评估受众的哪些要素？

答：需要评估受众的以下要素：

(1) 知觉易感性。对危害自己健康或患病可能性的敏感程度。

(2) 知觉威胁性。对危险行为后果的预期。

(3) 知觉益处。采取行动带来的好处。

(4) 知觉阻碍。采取行动所付的代价和遇到的困难。

(5) 行动线索。实现行为改变的行动策略。行动线索可以源自媒体和他人。

(6) 自我效能。高自我效能者实施有益于健康的行为改变的可能性高。

4. 简述艾滋病与行为因素的关系。

答：行为因素在艾滋病病毒感染的发生中起着决定性作用。个人改变自己的危险行为能够防止感染，群体改变危险行为则可以预防和控制艾滋病病毒感染在人群中的传播流行。社会因素是艾滋病流行的温床，家庭和社会支持间接影响 HIV/AIDS 的发展速度。

(1) 心理因素：情绪、人格、社会支持和应对策略也影响着 HIV/AIDS 的发展变化。

(2) 个人生活方式：共用注射器静脉吸毒行为是我国目前 HIV 的主要传播途径。卖淫嫖娼、无金钱交易的非婚性行为、夫妻中一方已感染 HIV 或性病情况下发生的无保护性夫妻性行为等不安全性行为则是目前全球艾滋病病毒感染的主要传播途径。

(3) 社会因素：性别歧视和偏见、贫困、家属态度、社会公众和媒体、医护人员态度。

5. 预防冠心病的锻炼方法。

答：适宜锻炼能减少冠状动脉疾病和心肌缺血的危险。具体包括：

(1) 任何锻炼形式都可以，例如，爬楼梯、步行、慢跑、游泳、骑自行车等有氧运动对心脏有益。

(2) 运动时间和强度。每周保持最少 150 分钟的中等强度的锻炼；或者 75 分钟的高强度锻炼；或者每周 5 天，每次 30 分钟的锻炼，如果每次活动分 2 或 3 个小节，每个小节锻炼 10~15 分钟。

（钱明 狄敏）

第十章

病 人 心 理

学习目标

1. 掌握　病人角色的概念及基本要素；病人角色的适应问题；影响求医行为的因素；影响遵医行为的因素；病人的一般心理反应和基本干预方法；手术病人的心理特征；临终病人的心理特征。

2. 熟悉　病人的心理需要；求医行为的原因、类型和影响因素；病人心理干预的基本方法；临终病人的心理特征；不同病期病人的心理特征；手术前焦虑反应的原因；术后病人心理反应的影响因素；伤残病人康复期心理问题；癌症病人心理问题的干预。

3. 了解　病人角色的权利和义务；影响病人角色适应的因素；康复期病人的心理特征；器官移植病人的心理特征；医疗美容领域受术者的心理特征；基因技术应用中的心理特征。

重点和难点内容

一、病人心理概述

(一) 病人

患有各种躯体疾病、心身疾病、心理障碍或精神性疾病的人，不论其求医与否，均统称为病人。

(二) 病人角色

又称病人身份，是一种特殊的社会角色，是处于患病状态中同时有求医的要求和医疗行为的社会角色。

(三) 病人角色的基本要素

1. 病人可从常规的社会角色中解脱出来，减轻或免除原有的责任和义务。

2. 病人对陷入疾病状态没有责任。

3. 负有恢复健康的责任　患病是一种不符合社会需要的状态，病人必须有使自己尽快康复的动机和行动。

4. 负有寻求医疗协助的责任　病人必须同医务人员合作，努力寻求使自己康复的医学技术的帮助，尽快恢复健康。

(四) 病人角色适应不良的表现

1. 角色行为阙如　即病人未能进入病人角色，虽然医生已做出疾病的诊断，但病人尚未意识到自己已患病或不愿承认自己是病人。

2. 角色行为冲突　个体在适应病人角色过程中，与其病前的各种角色发生心理冲突而引起行为的不协调。

3. 角色行为减退 个体进入病人角色后,由于某种原因又重新承担起本应免除的社会角色的责任,放弃了病人角色去承担其他角色的活动。

4. 角色行为强化 随着躯体的康复,而病人角色不能转化为正常的社会角色,仍保持较强的病人角色行为。

5. 角色行为异常 病人无法承受患病或不治之症的挫折和压力,对病人角色感到厌倦、悲观、绝望,由此而导致行为异常。

(五) 求医行为

指在人们感到某种躯体不适或产生病感时寻求医疗帮助的行为。

(六) 求医行为的类型

主动求医行为、被动求医行为和强制性求医行为。

(七) 影响求医行为的因素

1. 年龄 一般婴幼儿和儿童及老年人的求医行为相对较多;青壮年阶段的求医行为相对减少。

2. 对疾病的认识水平 主要是指病人对疾病症状的轻重以及可能导致的后果的严重性等方面的认识。

3. 个性因素 敏感多疑、依赖性较强的个体求医行为相对较多,孤僻、独立性较强的个体求医行为相对较少。

4. 文化教育程度 具有较高文化水平的人群较文化程度低的人群求医率高。

5. 社会经济状况 经济富裕、社会地位高的人群较社会经济地位低下求医率高。另外,医疗卫生的体制及医疗保险业务的开展与否会对求医行为带来影响。

(八) 遵医行为的概念

是指病人遵照医务人员开列的处方和遵照医嘱进行检查、治疗和预防疾病复发的行为。

(九) 影响遵医行为的因素

1. 与病人对医生的信任和满意程度有关。
2. 与疾病种类、症状及病人的就医方式有关。
3. 遵医行为与患者的主观愿望同医生治疗措施的吻合程度有关。
4. 与患者对医嘱内容的理解和记忆及治疗方式的复杂程度有关。

(十) 病人的心理需要

1. 患病期间的生理需要。
2. 患病期间的安全需要。
3. 社会联系和交往的需要。
4. 患病期间的尊重需要。
5. 患病时的自我成就需要。

二、病人的一般心理特征

(一) 病人的一般心理特征

1. 病人的认知活动特征 ①感知觉异常;②记忆和思维能力受损。

2. 病人的情绪特征 ①焦虑:焦虑是个体感受到威胁或预期要发生不良后果时所产生的情绪体验;②抑郁:抑郁是以情绪低落、兴趣缺乏等情感活动减退为主要特征的一组症状;③愤怒:愤怒常伴随攻击性行为,愤怒可指向外部,病人会向周围的人发泄不满和怨恨的情绪;愤怒还可能指向自身,表现为病人的自我惩罚和自我伤害。

3. 病人的意志行为特点　患病后病人主要表现为意志行为的主动性降低,对他人的依赖性增加,许多病人有行为退化的现象。

4. 病人的个性改变　部分病人会出现个性的改变。可表现为独立性降低而依赖性增强,被动、自卑、孤僻和退缩等。另外,个性的重要组成部分自我概念也会发生变化。

(二) 病人心理问题的基本干预方法

根据不同年龄、性别及疾病种类病人的心理生理反应特点,采取综合性的干预措施,临床上主要采用以下几种方法:①支持疗法。②认知治疗。帮助病人识别自己的不良情绪和认知系统里的问题,并通过各种认知治疗技术,纠正病人错误的认知,重建合理的信念和认知模式。③行为治疗技术。通过学习和训练,提高自我控制能力,消除和减轻心理和躯体症状。④健康教育和咨询。为病人提供有关疾病和康复的医学知识,包括疾病的基本知识、紧急情况的处理和应对策略、病情的监测及生活管理等。

习题

一、填空题

1. 病感是个体的一种________的主观体验,往往表现为各种________不适的临床症状。

2. 求医行为是人类进行防病、治病和保持身体健康的一种重要行为,可分为________、________和________。

3. 遵医行为是指病人遵照医务人员开列的处方和遵照医嘱进行________、治疗和________的行为。

4. 不能顺利实现角色转换的常见类型有________、________、________、________。

5. 临床常见的病人情绪问题有________、________、________、________。

6. 抑郁是以________、________等情感活动减退为主要特征的一组症状。

二、选择题

【A1 型题】(单句型最佳选择题)

1. 病感是个体的一种患病的(　　)体验
   A. 主观　B. 客观　C. 主观与客观
   D. 躯体　E. 情感

2. 人在社会中扮演多种角色,其行为应随时间、环境不同进行调整,这是
   A. 角色期待　B. 角色矛盾　C. 角色冲突
   D. 角色转换　E. 角色扮演

3. 下列**不符合**社会角色含义的是
   A. 与社会地位、身份相符　B. 是固定不变的　C. 有一套权利和义务
   D. 有特定行为模式　E. 有一致的心理状态

4. 病人未能进入病人角色,不承认自己是病人,这种现象是
   A. 角色行为冲突　B. 角色行为缺如　C. 角色行为减退
   D. 角色行为强化　E. 角色行为异常

5. 进入病人角色的根本原因是

A. 从原有社会角色中解脱　B. 环境发生改变　C. 患病
D. 处于被帮助地位　E. 医院的各项规章制度

6. 手术时突然停电，这时病人最强烈的需要是

A. 安全需要　B. 交往需要　C. 尊重需要
D. 感情需要　E. 生存需要

7. 病人抑郁状态下的自我意识特点为

A. 自我评价下降，自信心丧失，自卑　B. 自我评价准确，自信，自尊
C. 自我认识客观，自信心强，自尊　D. 自我认识夸大，过份自信，自傲
E. 自我认识模糊，时而自信，时而自我怀疑

8. 会导致攻击行为的不良情绪最常见于

A. 焦虑　B. 抑郁　C. 愤怒
D. 恐惧　E. 紧张

9. 影响病人社会认知的主观因素**不包括**

A. 个人经验　B. 认知者的性格特点　C. 认知者的个人需要
D. 认识者的认识水平　E. 认识者的年龄

10. 患病时，最难以满足的是

A. 生理需要　B. 安全需要　C. 尊重需要
D. 自我成就的需要　E. 爱的需要

11. 病人患病后，不愿担任病人角色，仍然坚持工作，这是违背了病人角色权利的哪一条

A. 免除通常的社会责任　B. 患者不必为其疾病负责
C. 必须同医务人员合作　D. 必须有使自己尽可能快地好转的动机
E. 享有保守个人秘密的权利

12. 病人取得病人身份后所应履行的义务是

A. 不必为其疾病负责　B. 必须同医务人员合作
C. 必须有使自己尽可能快地好转的动机　D. 必须寻求技术上使自己复原的帮助
E. 必须接触病前承担的社会责任

13. 病人最常见、最重要的心理变化是

A. 人格变化　B. 意志变化　C. 情绪变化
D. 认知功能变化　E. 兴趣爱好变化

14. 病人中最常见的情绪反应是

A. 抑郁　B. 愤怒　C. 焦虑和恐惧
D. 敌意　E. 紧张

15. 病人求医过程中，引起愤怒反应最常见的因素是

A. 医院环境不好　B. 医疗负担过重
C. 病人期望过高，无法实现目标　D. 医患之间产生冲突
E. 病人之间发生言语及肢体冲突

16. 病人的认知活动特点**不包括**

A. 主观感觉异常　B. 自信心增强　C. 敏感性增强
D. 猜疑心明显　E. 判断能力下降

17. 根据求医的决定权,可将求医行为分成
   A. 主动型、参与型、强制型　　B. 主动型、指导型、合作型
   C. 主动型、被动型、强制型　　D. 参与型、指导型、合作型
   E. 被动型、指导型、参与型
18. 由病人的家长、家属或他人作出求医决定的求医类型是
   A. 主动型　　B. 被动型　　C. 强制型
   D. 顾虑型　　E. 参与型
19. 医务人员称呼病人的姓名,而避免叫床号,这是为了满足病人的
   A. 被认识接纳的需要　　B. 被关心尊重的需要　　C. 获取信息的需要
   D. 安全的需要　　E. 自我成就的需要

三、问答题

1. 病人角色的基本要素有哪些?
2. 常见的病人角色适应不良有哪些,并请举例说明。
3. 请描述病人的一般心理特征。
4. 如何针对病人的心理问题进行干预?
5. 造成手术前焦虑反应的原因是什么?

参考答案

一、填空题

1. 患病　躯体或心理
2. 主动求医行为　被动求医行为　强制性求医行为
3. 检查　预防疾病复发
4. 角色行为缺如　角色行为冲突　角色行为减退　角色行为强化　角色行为异常
5. 焦虑　抑郁　恐惧　愤怒
6. 情绪低落　兴趣缺乏

二、选择题

【A1 型题】

1. A　2. D　3. B　4. B　5. C　6. A　7. A　8. C　9. D　10. D
11. A　12. B　13. C　14. C　15. D　16. B　17. C　18. B　19. B

三、问答题

1. 病人角色的基本要素有哪些?

答:Parsons 从社会学的角度,观察病人与周围人的互动,提出了病人角色的四个要素。①病人可从常规的社会角色中解脱出来,减轻或免除原有的责任和义务;②病人对陷入疾病状态没有责任;③负有恢复健康的责任;④负有寻求医疗协助的责任。

2. 常见的病人角色适应不良有哪些,并请举例说明。

答:病人角色适应不良(role maladjustment)是指患者不能顺利地完成角色转变的过程。角色适应不良时会引起一系列的负性心理反应,包括恐惧、焦虑、易激惹、自责、抑郁等,甚至绝望的行为表现。常见的有以下几种情况:①角色行为缺如(role scarcity);②角色行为冲突(role conflict);③角色行为减退(role reduction);④角色行为强化(role intensification);⑤角色行为异常(role abnormity)。

3. 请描述病人的一般心理特征。

答:(1) 病人的认知活动特征:①感知觉异常;②记忆和思维能力受损。

(2) 病人的情绪特征:焦虑、抑郁、愤怒。

(3) 病人的意志行为特点:意志行为的主动性降低,对他人的依赖性增加,行为退化。

(4) 病人的个性改变:部分病人会出现个性的改变。可表现为独立性降低而依赖性增强,被动、自卑、孤僻和退缩等。另外,个性的重要组成部分自我概念也会发生变化。

4. 如何针对病人的心理问题进行干预?

答:根据不同年龄、性别及疾病种类病人的心理生理反应特点,采取综合性的干预措施,临床上主要采用以下几种方法:

(1) 支持疗法。

(2) 认知治疗。帮助病人识别自己的不良情绪和认知系统里的问题,并通过各种认知治疗技术,纠正病人错误的认知,重建合理的信念和认知模式。

(3) 行为治疗技术。通过学习和训练,提高自我控制能力,消除和减轻心理和躯体症状。

(4) 健康教育和咨询。为病人提供有关疾病和康复的医学知识,包括疾病的基本知识、紧急情况的处理和应对策略、病情的监测及生活管理等。

5. 造成手术前焦虑反应的原因是什么?

答:术前焦虑的原因很多,主要包括以下几个方面:

(1) 病人对手术的安全性缺乏了解,特别是对麻醉不了解,顾虑重重,90% 以上的病人会产生焦虑和恐惧。

(2) 手术前的心理准备不足,常不能对手术作出客观上分析和评价,担心手术效果。

(3) 对医务人员过分挑剔,对手术医生的年龄、技术和手术经验反复思考,并为此感到焦虑。

(4) 对手术疼痛的恐惧。

(5) 过去的经验。如病人有过住院或手术的经历特别是伴有负性的情绪体验,或听说过某些手术意外的议论等。

(方建群 杜芸芸)

三、各类病人的心理特征

(一) 急性期病人的心理特征和干预

急性期病人大多病情危重,病人的心理反应往往非常强烈。常见的主要为情绪反应和相应的行为反应。情绪反应主要表现为焦虑和恐惧;行为反应主要表现为行为退化和拒绝抢救等,以减轻巨大的心理压力。干预关键:医务人员高超的专业技术和恰当的心理干预措施能迅速缓解急性期病人的心理反应。

(二) 慢性病病人的心理特征

慢性病病因复杂,病程较长,疗效不佳,病人的心理变化极为复杂。①抑郁心境;②怀疑心理与不遵医行为;③病人角色强化;④药物依赖或拒服药心理。

(三) 康复期病人心理特征及干预

康复期病人的心理特征主要表现为:①不良情绪。躯体病残的病人往往存在焦虑、抑郁、孤独、愤怒等负性情绪。②错误认知。由于疾病和躯体残疾使病人丧失部分功能和特性,遂认为此生已彻底无望,万念俱灰。康复期病人的心理干预:①纠正错误认知。通过采用各种认知治疗技术,矫正病人的不良认知,引导病人对机体的补偿功能形成正确的认识。②培养积极情绪。通过心理支持等一系列措施，鼓励病人培养积极乐观、顽强自信的心理品质，树立战胜疾病，实现康复的信心。

（四）临终病人的心理特征

Kubler Ross 提出临终病人的心理经历了五个阶段：否认期、愤怒期、协议期、抑郁期和接受期。

1. 否认期　多数病人在得知自己的疾病已进入晚期时，表现震惊和恐惧，极力否认突如其来的"噩耗"，不承认自己患有无法逆转疾病的事实。持续数小时或数天。

2. 愤怒期　随着病情日趋严重和极大的病痛折磨，强烈的求生愿望无法实现，对死亡的极度恐惧，导致病人出现不满、愤怒的心理反应。

3. 协议期　当意识到愤怒怨恨于事无补，病人开始接受和逐步适应痛苦的现实。病人积极配合治疗和护理，期望疾病能够得到控制和好转。

4. 抑郁期　虽然积极地配合治疗，但病情仍日益恶化，病人逐渐意识到现代医疗技术已回天乏力，希望破灭，万念俱灰，病人悲伤、沮丧、绝望。

5. 接受期　面对即将来临的死亡，病人无可奈何地接受，不再焦虑和恐惧，表现安宁、平静和理智，对一切漠然超脱，等待着生命的终结。

（五）手术病人心理特征

病人最常见的术前心理反应是情绪焦虑，主要表现为对手术的担心和恐惧，并伴有相应的躯体症状，表现为心慌、手抖、出汗、坐立不安、食欲减退、睡眠障碍等。病人术前焦虑的产生主要源于对手术这种有创性的医疗手段缺乏了解，害怕术中疼痛，担心发生意外，甚至死亡，因而焦虑恐惧。

术后由于手术创伤引起疼痛和不适，加之担心切口裂开或出血，躯体不能自主活动，病人会感到痛苦难熬、躁动，产生沮丧、失望、失助等悲观情绪；有些因疾病术后部分生理功能丧失或体貌严重改变的病人，如接受乳腺癌切除术、截肢术、眼球摘除术的病人，或手术效果未能达到预先期盼的病人，术后往往会产生一系列严重的心理反应，接纳和自我认同障碍，表现悲观失望、丧失生活兴趣，甚至发生自伤自杀行为。

影响术后病人心理反应及程度的因素主要包括：①术前焦虑水平较高；②对术后恢复过程缺乏了解或对手术结果的期盼不切实际；③对治疗和康复动机不足；④与医护人员缺乏有效沟通。

（六）癌症病人的心理特征

癌症病人常见的心理反应大致分四期：①休克－恐惧期；②否认－怀疑期；③愤怒－沮丧期；④接受－适应期。其心理特征如下：

分期	症状	持续时间
Ⅰ休克－恐惧期	当病人初次得知自己身患癌症的消息时，反应剧烈，表现为震惊和恐惧，同时会出现一些躯体反应，如心慌、眩晕及昏厥，甚至木僵状态	<1 周
Ⅱ否认－怀疑期	当病人从剧烈的情绪震荡中冷静下来时，常借助于否认机制来应对由癌症诊断所带来的紧张和痛苦。所以，病人开始怀疑医生的诊断是否正确，病人会到处求医，希望找到能否定癌症诊断的医生，希望有奇迹发生	1~2 周
Ⅲ愤怒－沮丧期	当病人的努力并不能改变癌症的诊断时，情绪变得易激惹、愤怒，有时还会有攻击行为；同时，悲哀和沮丧的情绪油然而生，病人常常感到绝望，有的病人甚至会产生轻生的念头或自杀行为	2 周后
Ⅳ接受－适应期	患病的事实无法改变，病人最终会接受和适应患癌的事实，但多数病人很难恢复到患病前的心境，常进入慢性的抑郁和痛苦之中	4 周后

(七) 癌症病人的心理干预

及时给予癌症病人适当的心理干预,可以帮助病人减轻心理痛苦,尽快适应和认同自己的心身变化,同时配合抗癌的综合治疗,提高生活质量。

1. 告诉病人真实的信息 一旦癌症的诊断明确,就面临是否将诊断结果告知病人的问题,以及何时告知和如何告之。

2. 纠正病人对癌症的错误认知 病人许多消极的心理反应均来自于"癌症等于死亡"的错误观念;帮助病人了解疾病的科学知识,积极配合抗癌治疗。

3. 处理病人的情绪问题 对于处在否认 - 怀疑期的病人,应允许其在一段时间内采用否认、合理化等防御机制,让病人有一段过渡时期去接受严酷的事实。支持性的心理治疗,可帮助病人宣泄压抑的情绪,减轻紧张和痛苦的情绪。

4. 减轻疼痛 应高度重视癌症病人的疼痛问题,癌症病人的疼痛常伴有恐惧、绝望和孤独的心理反应,从而进一步加重疼痛的主观感受。

5. 重建健康的生活方式 宣传健康知识,倡导人们建立健康的生活方式,树立防癌意识,切断不良生活方式与癌症的通道。

(八) 器官移植病人的心理特征

1. 异体物质期 病人认为自己生命得以延续是以损害他人的健康作为代价,即使器官来自过世的捐献者自己的生存机会也是建立在他人死亡基础之上,因而内疚自责、悲观抑郁;术后初期,多数病人对移植入体内的外源性器官有强烈的异物感,担心其与自身的功能活动不匹配,或造成自己体像及完整性的破坏,故恐惧不安,内心排斥。

2. 部分同化期及完全同化期 病人对移植器官逐渐接纳认同,不良心理反应迅速减少,但表现出对供者的异常好奇,到处走访打听,希望详细了解使他 / 她获得第二次生命的供者的全部信息,甚至生活琐事,心理行为表现出供者特征。

(九) 医疗美容领域受术者的心理特征

医疗美容领域受术者求医动机:①缺陷障碍型。由于先天性缺陷或后天性畸形,长期遭受精神痛苦,有严重的自卑心理,对手术改善容貌及功能有强烈的要求。②合理崇美型。自身条件已较好想,为适应工作环境、职业要求和社会活动的需要,希望通过美容手术使自己更加完美。③偶像崇拜型。受术者对美学存在幻想,夸大自身容貌的不足,对手术期望较高,要求医生以某明星的眼睛、下巴等为模板,以便"改头换面"。④情感受挫型。由于求偶不成、就业失败或家庭破裂,受术者期望通过美容整形术实现"旧貌换新颜",以此作为重新生活、获取他人认可悦纳的开端。

医疗美容领域受术者心理特征主要表现为以下 4 种:①自卑心理。对自身容貌或形体不满,不能接纳甚至厌弃,从而产生强烈的自卑感,不愿与外界接触,自我封闭。②恐惧心理。在等待手术的过程中,由于缺乏医学知识,害怕术中疼痛,担心发生意外甚至死亡,因而焦虑不安。③矛盾心理。受术者一方面渴望尽快实施手术,以实现改善容貌恢复自信的目的;另一方面又怕手术的痛苦和危险,怀疑医师能力,担心手术不能达到期望的效果。④满意或失望心理:部分因术后使体像得以改善,对手术效果满意并产生愉悦欣快的情绪,获得积极的心理效应;部分因手术预期目标,或者周围人无法接受自己容貌的改变,对手术甚为失望,而产生焦虑、烦躁、易怒等情绪。

(十) 基因技术应用中病人的心理干预

对有基因缺陷者,或有家族遗传性疾病或家族性癌症如乳腺癌的高危人群,提供充分的遗传信息和采取良好的教育模式能帮助他们 / 她们正确地选择预防策略,极大地减轻心理压力。遗传信息的获取能促进检测者的自主决策，减少做决策时引发的各种心理冲突。遗传咨询和基因诊断技术的应用，应贯彻自愿原则，应将诊断的目的、可能的结果、后果及风险等相关情况如实地告知受检者；受检者自主决定基因检测结果是否愿意知晓及选择何种防范策略。医护人员应对检测结果保密，保护受检者的基因隐私，防止在保险、求职和婚恋中受到歧视。

基因治疗给某些目前尚无法治疗的疾病带来了希望，蕴藏着巨大的潜力，但基因治疗尚处在临床试验阶段，还存在很多亟待解决的技术问题，因此，基因治疗必须遵循最后选择的原则，即对某种疾病在所有疗法都无效或微效时，才考虑采用。由于技术的不成熟及预后的不可预测都可能对病人产生伤害。因此，必须向病人提供基因治疗的效益、风险等信息，让病人在充分理解这些信息的基础上，自主地决定是否接受治疗，并自觉承担治疗所产生的一切可能的后果。

习题

一、填空题

1. 急性期病人大多发病急、病情重，心理反应较为强烈，主要表现________反应及相应的________反应。

2. 急性期病人常见的情绪反应主要是________和________。

3. 美国临终关怀心理学创始人 Kubler Ross 认为，在临近死亡时，病人心理一般要经历以下五个阶段：________、愤怒期、________、抑郁期、________。

4. 病残病人的临床康复分________、________和重返社会三个阶段。

5. 当癌症病人从剧烈的情绪震荡中冷静下来时，常借助于________机制来应对由癌症诊断所带来的紧张和痛苦。

6. 器官移植病人的心理变化可分为________、________和________三个阶段。

二、选择题

【A1 型题】

1. 慢性期病人的心理特征是
   A. 病人角色减退　B. 病人角色强化　C. 病人角色冲突
   D. 病人角色异常　E. 病人角色缺如

2. 当病人获知自己被确诊为癌症后其心理反应的顺序是
   A. 休克 - 恐惧期，否认 - 怀疑期，愤怒 - 沮丧期，接受 - 适应期
   B. 否认 - 怀疑期，休克 - 恐惧期，愤怒 - 沮丧期，接受 - 适应期
   C. 愤怒 - 沮丧期，休克 - 恐惧期，否认 - 怀疑期，接受 - 适应期
   D. 接受 - 适应期，否认 - 怀疑期，休克 - 恐惧期，愤怒 - 沮丧期
   E. 休克 - 恐惧期，愤怒 - 沮丧期，否认 - 怀疑期，接受 - 适应期

3. 抑郁是躯体病残者普遍存在的负性情绪，抑郁的程度主要取决于
   A. 病残的性质　B. 病残的程度
   C. 病残者的个性　D. 病残对单位的影响
   E. 病残对社会的影响

4. 大多数终末期病人的心理反应历经了 5 个阶段
   A. 否认期 - 愤怒期 - 协议期 - 抑郁期 - 接受期
   B. 愤怒期 - 否认期 - 协议期 - 抑郁期 - 接受期

C. 协议期 - 否认期 - 愤怒期 - 抑郁期 - 接受期

D. 抑郁期 - 否认期 - 愤怒期 - 协议期 - 接受期

E. 接受期 - 否认期 - 愤怒期 - 协议期 - 抑郁期

5. 手术病人术前最常见的情绪反应是

A. 抑郁　　B. 过度依赖　　C. 焦虑

D. 愤怒　　E. 忧郁

6. 基因治疗尚处在临床试验阶段，还存在很多亟待解决的技术问题，故基因治疗必须遵循的原则是

A. 最佳效果　　B. 最后选择　　C. 知情同意

D. 不伤害　　E. 自主决定

7. 关于基因检测的结果，以下说法正确的是

A. 民众普遍愿意接受基因检测

B. 不会给检测者带来心理压力

C. 检测者往往都能坦然面对检测结果

D. 能帮助高危人群对发病风险做出评估

E. 检测带来的心理压力远低于疾病风险本身所造成的压力

【A2 型题】（病例摘要型最佳选择题）

（8~10 题共用题干）

女性，50 岁。一个月前因胃癌进行胃大部分切除术。术后一般情况良好，但病人常独自流泪，难以入眠，情绪低落，悲观厌世。

8. 此时病人的情绪状态属于

A. 焦虑状态　　B. 抑郁状态

C. 恐惧状态　　D. 愤怒状态

E. 悲哀状态

9. 病人这种情绪状态的强度主要取决于

A. 病人赋予所失去东西的主观价值　　B. 病人可能的生存期长短

C. 病情对于前途的影响　　D. 病人经济上损失

E. 病人家属的情感支持

10. 关于长期受这种情绪状态困扰的后果错误的说法是

A. 降低病人的免疫功能　　B. 增强病人的免疫功能

C. 增加原有疾病治疗的难度　　D. 增大引发新疾病的可能性

E. 加速原有疾病的发展

（11~13 题共用备选答案）

A. 休克 - 恐惧期　　B. 否认 - 怀疑期

C. 愤怒 - 沮丧期　　D. 接受 - 抑郁期

E. 接受 - 适应期

11. 当病人的努力并不能改变癌症的诊断时，情绪变得易激惹、愤怒，有时还会有攻击行为。其处于

12. 当病人初次得知自己身患癌症的消息时，反应剧烈，表现为震惊和恐惧。其处于

13. 患病的事实无法改变，病人最终接受和适应患癌的事实。其处于

（14~16 题共用备选答案）

A. 告诉病人真实信息　　B. 临终关怀

C. Ellis 理性情绪疗法　　D. 社会网络图

E. 自主决定是否知晓检测结果

14. 器官移植病人心理干预策略

15. 基因诊断中病人的心理干预

16. 临终病人心理干预

三、问答题

1. 医疗美容领域受术者求医动机。

2. 癌症病人的心理干预。

3. 病人术前焦虑产生的原因。

4. 术后病人心理反应及程度的影响因素。

参考答案

一、填空题

1. 情绪　行为

2. 焦虑　恐惧

3. 否认期　协议期　接受期

4. 功能训练　整体康复

5. 否认机制

6. 异体物质期　部分同化期　完全同化期

二、选择题

【A1 型题】

1. B　2. A　3. C　4. A　5. C　6. B　7. D

【A2 型题】

8. B　9. A　10. B　11. C　12. A　13. E　14. D　15. E　16. B

三、问答题

1. 医疗美容领域受术者求医动机。

答：医疗美容领域受术者求医动机有：①缺陷障碍。由于先天性缺陷或后天性畸形，长期遭受精神痛苦，有严重的自卑心理，对手术改善容貌及功能有强烈的要求。②合理崇美。为适应工作环境、职业要求和社会活动的需要，希望通过美容手术使自己更加完美。③偶像崇拜。受术者夸大自身容貌的不足，对手术期望较高，要求医生以某明星的眼睛、下巴等为模板，“改头换面”。④情感受挫。求偶不成、就业失败或家庭破裂，期望通过美容整形作为重新生活、获取他人认可悦纳的开端。

2. 癌症病人的心理干预。

答：癌症病人心理干预的策略有：①告诉病人真实的信息；②纠正病人对癌症的错误认知；③处理病人的情绪问题；④减轻病人的疾病疼痛；⑤重建健康的生活方式。

3. 病人术前焦虑产生的原因。

答：病人术前焦虑产生的主要原因是对手术这种有创性的医疗手段缺乏了解，害怕术中疼痛，担心发生意外，甚至死亡，因而焦虑恐惧。

4. 术后病人心理反应及程度的影响因素。

答：术后病人心理反应及程度的影响因素有：①术前焦虑水平较高；②对术后恢复过程缺乏了解或对手术结果的期盼不切实际；③对治疗和康复动机不足；④与医护人员缺乏有效沟通。

（杨小丽）

第十一章 医患关系与医患沟通

学习目标

1. 掌握　医患关系的概念、类型、影响因素等;医患沟通的概念、功能、影响因素、基本方法等。
2. 熟悉　我国医患关系现状、成因、改善策略。
3. 了解　不同理论背景下紧张医患关系分析。

重点和难点内容

一、医患关系

(一) 医患关系概述

1. 医患角色　医生是指在特定的医患关系中,掌握医疗卫生知识和医疗技能,直接从事疾病诊疗、进行疾病防治工作的专业人员。病人是指患有疾病并且具有求医和治疗行为的社会人群。

2. 医患关系的概念　医患关系是指医疗卫生活动中,医务人员为保障和促进病人健康而与病人及其家属建立起来的特殊人际关系。作为医疗卫生活动的重要组成部分,和谐医患关系有益于提高疾病治疗效果,也是反映医疗质量的重要指标之一。

3. 医患关系的重要性　①良好的医患关系是医疗活动顺利开展的基础;②医患关系影响就医行为;③医患关系影响遵医行为;④良好的医患关系是一种治疗手段。

4. 医患关系的特点　①目的指向性;②职业性;③信息不对称性;④多层次性;⑤时限性;⑥动态性。

(二) 医患关系的类型

1. 主动 - 被动型　该模式是指在医患关系中医生完全处于主动地位,具有绝对的权威,而病人完全处于被动地位。这是一种受传统生物学医学模式影响而建立的医患关系模式。这种模式过分强调医生的权威性,而忽视了病人的主观能动性,使病人在医疗活动中仅仅充当诊疗方案的接受者。但这种医患关系的模式可适用于某些特殊病人,如意识障碍的病人、婴幼儿病人、危重或休克病人及某些精神疾病病人等。

2. 指导 - 合作型　该模式是以生物 - 心理 - 社会医学模式为指导思想,以疾病治疗为目的而建立的医患关系。在该模式下,医生和病人同处于主动地位,但医生仍然具有权威性。这种模式允许病人参与到自己疾病的治疗过程中,尊重了病人的主观能动性。这种模式适用于神志清醒,具有正常感知、情感、意志和行为能力的病人。

3. 共同参与型　该模式是一种以生物 - 心理 - 社会医学模式为指导思想,以健康为中心而建立的医患关系。在这种模式中,医生和病人同处于主动的地位,医患双方彼此相互依存,平等合作。这种模式的医患关系更加重视尊重病人的自主权,给予病人充分的选择权。这种模式适用于慢性疾病病人,同时,这种模式要求医生和病人在智力、知识、教育程度等方面接近。

(三) 医患关系的影响因素

1. 医生对医患关系影响 作为医患关系的主体之一,医生本身对医患关系有较大的影响,其必须学习接诊不同身份、性别、年龄,不同文化和社会角色的病人。主要表现在以下几个方面:①医生的沟通技巧;②医生的个人应激性事件;③医生的心理素质;④对病人的反移情。

2. 病人对医患关系的影响 作为医患关系的另一主体,病人也会影响医患关系,主要表现在以下几方面:①疾病因素;②病人对医生的角色期望与信任;③病人的心理素质;④病人对医生的移情;⑤病人文化因素。

3. 就医过程对医患关系的影响 ①就医时间;②就医过程的体验。

4. 社会传媒导向 媒体应负起社会责任,积极缓解医患冲突,而不是利用自己的发言优势去煽动大众、激化矛盾;应坚持新闻真实性原则,坚持深入调查研究,报道做到真实、准确、客观。

二、医患沟通

(一) 医患沟通概述

1. 医患沟通的概念 医患沟通是指医务人员与病人及其家属在医疗活动中,以保障和恢复病人健康为目的,围绕疾病诊治相关问题而进行的交流。

2. 医患沟通的基本要素 医患沟通是人际沟通的一种,包含着人际沟通的所有要素,通常包括:①医患沟通的信息背景;②医患沟通的信息发出者与接收者;③医患沟通的信息;④医患沟通的信息载体;⑤医患沟通的媒介;⑥医患沟通的反馈。

3. 医患沟通的基本原则 ①依法与知情同意原则;②平等与尊重原则;③理解与宽容原则;④目标明确与区分对象原则;⑤保密原则。

4. 医患沟通的形式 ①口头沟通;②书面沟通;③非语言沟通。

(二) 医患沟通的功能

1. 建立良好医患关系 医生每天面对不同病种、不同文化层次、不同社会阶层、不同职业的病人,意味着医生需要知晓不同病人的不同心理需求,医务人员应该尽量满足病人要求,取得病人的信任,建立治疗联盟,这是建立良好医患关系的基础。

2. 获得完整病史资料 良好的沟通可以促进医患信任,病人对医生毫无保留地提供病史,这对疾病诊断十分重要。良好的沟通,能促进病人理解各项检查的必要性和重要意义,配合各种诊断、治疗活动,完成必要的身体检查。

3. 制定正确医疗方案 病人因病痛而就医,对疾病存有恐惧感,心理处于焦虑、紧张状态,医生要安抚病人情绪,循循善诱,为病人答疑解惑,以获得病人的理解和同意,双方应该达成共识,制定合理、正确的医疗方案,以保障诊疗活动的顺利进行。

4. 提高治疗依从性 良好的医患沟通有利于提高病人的依从性,而良好的依从性恰恰又是有效治疗的前提。医生与病人进行沟通,使病人了解治疗方案、药物发挥作用的时间等,让病人尽可能遵从医嘱就医。

5. 密切医患合作 诊疗过程需要医患双方全程合作。医生要主动与病人进行沟通,保持信息传递畅通,并引导病人加强双方沟通。良好的沟通需要医患双方的共同努力,态度真诚,相互理解,相互信任,医患沟通的效率会更大,医疗活动也会更顺利。

6. 维护医患双方权益 医患双方通过传递一系列重要信息，能够直接保护病人的平等医疗权、疾病认知权、知情同意权、个人隐私权、医疗赔偿权、监督医疗过程权，以及免除一定社会责任和义务的权利等。同时，通过良好的沟通，病人能够了解医生、信任医生，充分理解医疗方案的制定，避免医患冲突，这也在一定程度上保障了医生的权益。

（三）医患沟通的影响因素

1. 医务人员因素 ①不重视沟通；②沟通态度不正确；③不注意倾听；④沟通语言欠妥当；⑤沟通中带有不良情绪。

2. 病人因素 ①期望过高；②缺乏医学专业知识；③对疾病的态度；④过强的自我保护意识；⑤严重的负性情绪。

3. 社会环境因素 ①医疗制度；②大众媒体。

（四）医患沟通的基本方法

1. 选择合适的沟通场所 根据沟通的目标和内容，选择正确的沟通场所，包括门诊接待室、医生办公室、病房、心理治疗室等。

2. 选择正确的沟通形式 根据病人不同的情况和沟通目标，医生需要选择正确的沟通形式，包括口头沟通、书面沟通、非语言沟通等。

3. 沟通技巧 ①尊重、接纳病人；②聆听与共情；③明确沟通目标；④控制沟通中的信息；⑤把握沟通的语言、语调和语速；⑥尽可能符合病人的文化背景；⑦确认彼此是否真诚信任；⑧危重病人病情告知技巧。

三、我国的医患关系

（一）我国医患关系的现状

1. 医患之间缺乏信任 医生和病人之间的信任度降低，医患之间尚未建立起相互信任的模式，致使某些普通的医患交往都会演变成影响较大的医患纠纷事件。

2. 医患之间缺乏沟通 医患之间信息不对称，医患沟通有时存在信息偏倚，为此导致医患关系恶化，医疗纠纷增加。

3. 医患关系"机械化" 一些医务人员仍注重将疾病放在第一位，只看重"病"，而忽略了"人"，忽视病人的自身感受，不能运用生物 - 心理 - 社会医学模式诊病治病。这种在医疗活动中缺乏人文关怀的情况，加剧了医患关系的恶化。

4. 医患关系"商品化" 医疗市场化，使医患关系成为一种商品交换关系。医生凭借自身的专业临床技术来治病救人，获得相应的工作报酬；病人付出金钱购买医疗卫生服务，获得健康，提高生命质量。这种"商品化"趋势将医患间的关系物化了，缺乏感情交流和人文关怀，给和谐医患关系的建设带来了一定的负面影响。

（二）我国医患关系存在的问题

通过政府和社会的共同努力，我国医患关系得到了显著的改善，然而在取得佳绩的背后也存在一些亟待解决的问题，主要表现在以下几个方面。

1. 医患信息不对等 医务人员接受了多年的理论学习、实践操作等正规医学教育，具备医学专业知识和技能。但是我国医学知识的普及教育还比较薄弱，社会各阶层、各群体的医学专业知识相对匮乏，病人群体对医学信息的认知水平相对不足。

2. 医患地位不对等 在医疗活动中，掌握着医学专业知识技能的医务人员与对医疗知识知之甚少的病人群体构成了一种特殊的、不对等的人际关系。由于医患双方医学信息不对等，医务人员处于医学信息和疾病诊治的优势地位，而病人群体则处于相对劣势地位。

3. 医患沟通不畅　医患沟通不畅是我国医患关系普遍存在的问题，是导致医疗纠纷的主要原因之一。医患双方信息和地位的不对等会造成医患之间的沟通障碍，使病人及其家属无法准确接收和理解医务人员传达的医疗信息，进而影响医患沟通的效果。

4. 医患信任危机　医患信任危机是我国医患关系的主要问题，会造成医患矛盾加剧、医疗环境恶化等一系列后果。病人对医生的不信任既包含了对诊治能力的不信任，也包含了对职业操守的不信任；医生对病人的不信任主要表现在对自身安全、“医闹”等的担忧。此外，医患信任危机还体现在对医疗机构、相关法律法规和保障制度等的不信任。

5. 医患权益保障不足　目前，我国医患双方权益还没有得到充分保障。医务人员具有医学权威，重视“病”，让病人被动接受疾病诊治方案，而忽视了病人作为“人”的想法、决定和权益。另外，在现有医疗制度下，医务人员工作任务繁重，工作付出与报酬相对不平衡，其权益也无法得到有效保障。

(三) 我国医患关系紧张的成因分析

1. 医方因素　一些医院还没有形成良性的医院运行机制和有效的医院管理机制，资金短缺，医院对经济效益的追求也是医患关系紧张的原因之一。

2. 患方因素　病人对于医疗效果的过高期望和医生的无能为力，是医患关系紧张的导火索。

3. 制度因素　我国现行的医疗保障体系及相关的法律、法规未能及时跟上市场经济的步伐，全民医疗保险制度不健全，是医患矛盾尖锐的最根本原因。

4. 舆论因素　由于群众对医学知识的相对缺乏，对医疗工作高风险和局限性的不理解，加上部分媒体片面的报道和宣传，强调病人的弱势群体地位，试图扮演锄强扶弱角色以唤起群众的共鸣，对医患冲突直接起着推波助澜的作用。

(四) 不同理论背景下紧张医患关系分析

1. 马斯洛需要层次理论　该理论认为人的需要可分为生理的需要、安全的需要、归属和爱的需要、尊重的需要、自我实现的需要五个层次。根据马斯洛需要层次理论，生理需要是大多数病人就医时最迫切、最突出的需要。由于身患疾病，病人不但要忍受疾病带来的痛苦，其进食、排泄等生理活动可能也会出现障碍，他们的生理需要自然无法得到满足。对于医生而言，通过利用自身专业知识和技能来治病救人，赚取经济报酬，同时获得社会尊重，实现自我价值，其需要是复杂的、多层次的。运用需要层次理论，医患双方在医疗活动中了解和掌握彼此需求，尊重对方，理解对方，有效满足彼此需要，有利于缓解医患矛盾，促进医疗活动顺利开展，共建和谐医患关系。

2. 社会交换理论　该理论认为人与人之间的交往是一种以价值、代价、奖赏、报酬、最大利益等为基础的相互交换资源的社会互动过程，符合“给予和回报等值”原则。从社会交换理论视角出发，医患关系实质上就是一种社会交换行为。医生治病救人，实现自我价值或者获得物质报酬；病人通过金钱购买医疗服务，以恢复健康、提高生命质量为目的。布劳认为，互惠互利的社会交换有利于双方建立相互信任的关系。因此，医患之间理想的交换模式为互惠型交换。当医患双方的付出都得到了相匹配的回报时，双方关系就会得到加强，同时也会在一定程度上提高医疗卫生服务的有效性。

3. PAC人际交互作用理论　该理论认为，人们在进行信息交流时会持有某种特定的心理状态，即父母(Parent)、成人(Adult)、儿童(Child)三种自我状态。在医患交往过程中，医生代表医学权威，具有权力优势，这导致医生容易具有父母式的心态；而由于医学信息不对等，病人常处于弱势地位，容易产生儿童式的心态。如果医生态度过于强硬、独断专行，会导致病人及其家属的不满和愤怒，可能会引发医患冲突。根据 PAC 人际交互作用理论，医患交往常常有多种模式，其中“成人-成人”型交往模式是医患交往最佳模式。在该交往模式中，医患双方在发出信息和接收信息的过程中都是客观而理智的，就事论事，并且能够准确地思考和表达自身想法，双方沟通顺畅，有利于建设互相信任、积极合作的医患关系。

（五）构建和谐医患关系策略

1. 建立健全医疗卫生管理制度、医疗保险制度和社会调节机制。
2. 倡导人性化服务。
3. 提高医生综合素质，改善医生待遇。
4. 提高病人自身素养，普及医疗和法律基本知识。
5. 建立健全医患沟通制度。
6. 建立诚信医院。
7. 正确引导社会舆论。

习题

一、名词解释

1. 医患关系
2. 医患沟通

二、填空题

1. 医患关系是为解决病人健康相关问题而建立的一种特殊的人际关系，具有以下特点：目的指向性、职业性、________、多层次性、时限性、动态性等。

2. 根据病人的个体差异及疾病的性质，医患双方在医患关系中扮演的角色、发挥的作用会有所差异，医患关系可分为三种模式：________、________、________。

3. 医患沟通属于人际沟通的一种，包括医患沟通的信息背景、信息的发出者与接收者、________、信息载体、媒介、________等要素。

4. 医患沟通与医疗活动的各个环节紧密相关，有利于建立良好医患关系、获得完整病史资料、制定正确医疗方案、________、密切医患合作、________。

5. 目前，我国医患关系存在着________、医患地位不对等、________、医患信任危机、医患权益保障不足等问题。

三、选择题

【A1 型题】（单句型最佳选择题）

1. 医患关系的核心是
   A. 医生之间的关系　　B. 患者之间的关系　　C. 医生和患者的关系
   D. 患者与医院的关系　　E. 医生和医院的关系

2. 不属于医生权利的是
   A. 疾病诊断权　　B. 死亡判定权　　C. 继续教育的权利
   D. 自由选择病人的权利　　E. 获得劳动报酬的权利

3. 不属于病人权利的是
   A. 享受平等医疗服务待遇的权利
   B. 免除或部分免除身体健康时的社会责任的权利

C. 自由选择的权利

D. 遵守医疗部门规章制度的权利

E. 知情同意的权利

4. “共同参与型”医患关系模式中，患者的作用是

A. 接受者　B. 服从的合作者　C. 支配者

D. 合作关系的参加者　E. 主导者

5. “主动—被动型”医患关系模式的原型是

A. 父母—儿童　B. 成人—成人　C. 父母—婴儿

D. 儿童—儿童　E. 成人—儿童

6. 不属于医生对医患关系影响因素的是

A. 沟通技巧　B. 心理素质　C. 个人应激性事件

D. 对病人的反移情　E. 疾病因素

7. 关于医患沟通要素描述**不正确**的是

A. 医患沟通的信息背景是医院、诊所等医疗机构

B. 医生是信息发出者，病人是信息接收者，双方不可转换

C. 沟通的信息主要围绕着病人疾病的预防、诊断、治疗、恢复等问题

D. 医学口语是医患沟通中最基本、最频繁的沟通形式

E. 医患沟通的反馈包括正面反馈和负面反馈

8. **不属于**医患沟通原则的是

A. 平等与尊重原则　B. 理解与宽容原则

C. 目标明确与区分对象原则　D. 知情同意原则

E. 区别对待原则

9. 关于医患关系的描述，**不正确**的是

A. 医患之间要相互信任　B. 治疗责任由医生全权承担

C. 医生对病人要有同情心　D. 医生尊重病人隐私

E. 医生引导病人配合治疗

10. 在医患沟通的影响因素中，**不属于**患者方面的因素的是

A. 缺乏医学专业知识　B. 对疾病的态度　C. 期望过高

D. 场所嘈杂　E. 严重的负性情绪

11. 在医患沟通中，更能体现真实想法和意图的沟通方式是

A. 非言语沟通　B. 口头沟通　C. 适当身体接触

D. 保持目光接触　E. 书面沟通

12. 医务人员在与患者及其家属沟通时，必须遵守现行的法律法规，尊重患者的权利和义务，双方应共同理性决定、协作配合。这体现了医患沟通原则中的

A. 平等与尊重原则　B. 保密原则

C. 理解与宽容原则　D. 目标明确与区分对象原则

E. 依法与知情同意原则

13. 患者的依从性，又被称为

A. 助医行为　B. 求医行为　C. 遵医行为

D. 敬医行为　E. 就医行为

14. 对于有严重意识障碍的患者，一般适宜采用的医患关系模式是

A. 指导—合作型 B. 共同参与型 C. 接近—疏远型

D. 主动—被动型 E. 被动—合作型

15. 下列选项中，**不属于**医患关系的特点的是

A. 信息不对称性 B. 有明确的目的性 C. 职业性

D. 以相互信任为基础 E. 以医生为中心

16. 有效的医患沟通技巧**不包括**

A. 明确沟通目标 B. 忽略患者的文化背景

C. 把握沟通的语言、语调和语速 D. 聆听与共情

E. 确认彼此是否真诚信任

17. 下列关于医患沟通的说法，**不正确**的是

A. 不受医疗体制的影响

B. 受到社会环境因素的影响

C. 良好的医患沟通有利于制定正确医疗方案

D. 良好的医患沟通有利于提高治疗依从性

E. 良好的医患沟通有利于维护医患双方权益

18. 目前，一些医务人员只看重“病”，而忽略“人”，忽视患者的自身感受，只注重各种医疗仪器获得的生化指标数据，对患者缺乏人文关怀。这一点充分体现出我国医患关系中

A. 医患之间缺乏信任 B. 医患之间缺乏沟通

C. 医患之间缺乏真诚 D. 医患关系“机械化”

E. 医患关系“商品化”

19. 为了构建和谐的医患关系，以下说法**不正确**的是

A. 建立健全医患沟通制度

B. 提高医生综合素质，改善医生待遇

C. 建立健全医疗卫生管理体制、医疗保险体制和社会调节机制

D. 正确引导社会舆论

E. 平均分配医疗卫生资源

20. 根据马斯洛需要层次理论，病人就医时最迫切、最突出的需要是

A. 生理的需要 B. 安全的需要 C. 归属和爱的需要

D. 尊重的需要 E. 自我实现的需要

【A2 型题】（病例摘要型最佳选择题）

21. 某患者因车祸就医于某医院急诊，意识不清，可见多处外伤，医生积极联系其家属，并及时对患者进行全身检查。抢救前，患者家属签署手术知情同意书。在医生不懈努力下，患者脱离生命危险。该过程主要体现了医患沟通的

A. 平等与尊重原则 B. 保密原则 C. 理解与宽容原则

D. 目标明确与区分对象原则 E. 依法与知情同意原则

22. 某住院患者夜间出现紧急情况，经抢救无效死亡。家属认为死亡事实完全是由于医生医术不佳造成的，由此与医院发生冲突，不相信医院的解释，甚至披麻戴孝，辱骂医生，在医院门口上演“医闹大剧”。该过程未涉及的医患关系问题是

A. 医患信息不对等 B. 医患地位不对等 C. 医患沟通不畅

D. 医患信任危机　　　　　　　　E. 医患权益保障不足

【B1 型题】(标准配伍题)

(23~25 题共用备选答案)

A. 以传统生物医学模式为指导思想

B. 慢性疾病病人适合“主动 - 被动型”医患关系模式

C. 以生物 - 心理 - 社会医学模式为指导思想，以疾病治疗为目的

D. 以生物 - 心理 - 社会医学模式为指导思想，以维护健康为目的

E. 任何时候，医患关系模式均以“共同参与型”为佳

23. 关于“主动 - 被动型”医患关系模式，描述正确的是

24. 关于“指导 - 合作型”医患关系模式，描述正确的是

25. 关于“共同参与型”医患关系模式，描述正确的是

四、问答题

1. 简述医患关系的类型。

2. 简述医患沟通的功能。

3. 试述医患沟通的基本方法。

4. 简述我国医患关系的现状。

5. 试述社会交换理论视角下医患关系的内涵。

参考答案

一、名词解释

1. 医患关系：是指在医疗卫生活动中，医务人员为保障和促进病人健康而与病人及其家属建立起来的特殊人际关系。

2. 医患沟通：是指医务人员与病人及其家属在医疗活动中，以保障和恢复病人健康为目的，围绕疾病诊治相关问题而进行的交流。

二、填空题

1. 信息不对称性

2. 主动 - 被动型　指导 - 合作型　共同参与型

3. 信息　反馈

4. 提高治疗依从性　维护医患双方权益

5. 医患信息不对等　医患沟通不畅

三、选择题

1. C	2. D	3. D	4. D	5. C	6. E	7. B	8. E	9. B	10. D
11. A	12. E	13. C	14. D	15. E	16. B	17. A	18. D	19. E	20. A
21. E	22. B	23. A	24. C	25. D					

四、问答题

1. 简述医患关系的类型。

答：根据病人的个体差异及疾病的性质，医患双方在医患关系中扮演的角色、发挥的作用会有所差异，美国学者 Szasyt 和 Hollander 提出了医患关系的三种模式：

(1)“主动 - 被动型”：该模式是指在医患关系中医生完全处于主动地位，具有绝对的权威，而病

人完全处于被动地位。

(2) “指导 - 合作型”:该模式是以生物 - 心理 - 社会医学模式为指导思想,以疾病治疗为目的而建立的医患关系。

(3) “共同参与型”:该模式是一种以生物 - 心理 - 社会医学模式为指导思想,以健康为中心而建立的医患关系。

2. 简述医患沟通的功能。

答:①建立良好医患关系;②获得完整病史资料;③制定正确医疗方案;④提高治疗依从性;⑤密切医患合作;⑥维护医患双方权益。

3. 试述医患沟通的基本方法。

答:在医疗卫生活动中,医务人员应主动承担起调节医患关系的责任,充分了解医患沟通的内容,熟练掌握医患沟通的方法。医患沟通的基本方法主要涉及以下方面:①选择合适的沟通场所。②选择正确的沟通形式。③沟通技巧:尊重、接纳病人;聆听与共情;明确沟通目标;控制沟通中的信息;把握沟通的语言、语调和语速;尽可能符合病人的文化背景;确认彼此是否真诚信任;危重病人病情告知技巧。

4. 简述我国医患关系的现状。

答:①医患之间缺乏信任;②医患之间缺乏沟通;③医患关系“机械化”;④医患关系“商品化”。

5. 试述社会交换理论视角下医患关系的内涵。

答:社会交换理论认为人与人之间的交往是一种以价值、代价、奖赏、报酬、最大利益等为基础的相互交换资源的社会互动过程。

从社会交换理论视角出发,医患关系实质上就是一种社会交换行为。医生治病救人,实现自我价值或者获得物质报酬;病人通过金钱购买医疗服务,以恢复健康、提高生命质量为目的。医患之间理想的交换模式为互惠型交换。当医患双方的付出都得到了相匹配的回报时,双方关系就会得到加强,同时也会在一定程度上提高医疗卫生服务的有效性。

(杨艳杰)

第十二章 心理干预总论

学习目标

1. 掌握　心理干预的基本概念;健康促进与预防的基本概念;心理治疗的基本概念;心理咨询的基本概念;心理咨询与心理治疗的区别;心理治疗的基本过程和原则。

2. 熟悉　预防性干预的基本概念;现代心理治疗的新发展;心理治疗的范围;心理治疗的基本技术。

3. 了解　现代心理治疗的发展趋势;实施各种心理治疗技术时应注意的问题。

重点和难点内容

一、心理干预

(一) 心理干预概念

1. 心理干预(psychological intervention)　是指在心理学理论指导下有计划、按步骤地对一定对象的心理活动、个性特征或行为问题施加影响,使之发生朝向预期目标变化的过程。

2. 心理干预的三个层次　从整体上看,要想有效地预防和解决心理疾患,至少应对各类人群实行三个层次的干预措施:健康促进、预防性干预和心理治疗。

(二) 健康促进与预防

1. 健康促进(health promotion)　是指在普通人群中建立适应良好的思想、行为和生活方式,也称为一级干预。对于高危人群的干预被称为二级干预或预防性干预。在防止心理障碍的出现的各种措施中,预防性干预是最有效的手段。三级干预是对全部或部分已经产生心理问题的人进行心理治疗。

2. 积极的心理健康(positive mental health)　对个体具有保护功能,主要包括两个方面:①保护个体免遭应激损伤的能力。学习正确应对急、慢性应激的方法,可增进积极的心理健康。②个体为增强自我控制感和促进个人发展而有意识地培养自己参与各种有意义活动的能力。包括培养积极的信念或认知方式,如对生活的控制感以及自我效能感(self efficacy)。

3. 危险因素(risk factor)　是指导致某一类个体较一般人群易感某种障碍的人格因素或环境因素。

4. 保护因素(protective factor)　与危险因素相反,它是指能使个体发生某种心理障碍的可能性低于一般人群的人格因素、行为方式或环境因素。保护性因素的存在使个人对损害心理健康的抵抗力增加,从而降低个体发生心理障碍的发生率。

（三）预防性干预

预防性干预（preventive intervention） 是指有针对性的采取降低危险因素和增强保护因素的措施，预防性干预可以起到拮抗危险因素的作用，并促进保护性因素的形成，从而阻断心理障碍形成和爆发的过程。预防性干预有三种方式：普遍性干预、选择性干预和指导性干预。

1. 普遍性干预（universal preventive interventions） 主要是面向广大普通人群，针对某些导致整个人群发病率增加的危险因素，进行心理教育或宣传性干预。

2. 选择性预防干预（selective preventive interventions） 是针对那些虽然还没有出现心理问题或障碍，但其发病的危险性比一般人群要高的人。

3. 指导性预防干预（indicated preventive intervention） 干预的对象是那些有轻微心理障碍先兆和体征的人群。

（四）心理咨询与心理治疗的关系

心理咨询（psychological counseling） 是指受过专业训练的咨询者依据心理学理论和技术，通过与来访者建立良好的咨询关系，帮助其认识自己，克服心理困扰，充分发挥个人的潜能，促进其成长的过程。心理咨询与心理治疗从定义看，两者似乎没有本质的区别。但两者之间还是有一定的差异：

1. 心理咨询的对象主要是有现实问题或心理困扰的正常人。心理治疗主要针对有心理障碍的患者，如神经症、性变态、人格障碍、心身疾病及康复中的精神病患者等。

2. 心理咨询主要遵循发展与教育的模式，侧重于对来访者的支持、启发、教育、指导，而心理治疗则遵循生物 - 心理 - 社会医疗模式，侧重于分析与矫正、消除症状、重建人格。

（五）医学心理咨询

医学心理咨询（medical psychological counseling） 是我国老一辈医学心理学家提出的，是心理咨询在医学领域中的应用。医学心理咨询与普通的心理咨询不同，有自身的重点和任务，其主要对象是患者或寻求医学帮助的人，着重处理的是医学领域中的心理问题。

二、心理治疗

（一）心理治疗

心理治疗指由受过专业训练的治疗者，在一定的心理治疗的程序和设置中通过与患者的不断交流，在构成密切的治疗关系的基础上，运用心理治疗的有关理论和技术，使其产生心理、行为甚至生理的变化，促进人格的发展和成熟，消除或缓解其心身症状的心理干预过程。

（二）心理治疗应包含的一些基本要素

1. 心理咨询的专业要求　治疗者必须是经过正规培训，掌握了一定的专业理论和技能，具有合法身份的专业人员。如果治疗者不具备一定的能力和条件，则不能承担心理治疗的工作，否则会对患者造成伤害。

2. 心理治疗要按一定的程序和设置（setting） 进行心理治疗的程序包括治疗者对心理治疗实际操作过程的具体安排，如有专门的工作场所、预约制度、签订治疗协议、会谈的时间、治疗次数和付费方式等。治疗程序也是一个观察和理解的框架，治疗者可以根据患者对治疗程序要求的遵守状况评估患者的各种心理行为变化，如未准时赴约是否表明产生了阻抗等。对患者来说稳定的规范的程序也是一种依托和平台，在这个框架内患者可以安全地表露其内心世界。

3. 心理治疗的关系　心理治疗是建立在密切的治疗关系基础上的职业行为，所谓治疗关系是指在治疗者与患者之间为达到治疗目标而建立的一种密切的、有感情交流的职业性帮助关系。

4. 心理治疗要运用科学的心理学理论和技术 心理治疗是一项技术性很强的疗法，也是一门科学的艺术。在实际操作中，治疗者的理论素养在其心理活动的背景上起着潜在的指导作用，而技术性干预贯穿于双方交流互动的各个过程中。

5. 心理治疗的目标 是通过引导患者对内心世界的探索、认识，适当的情绪宣泄和认知矫正，激起和维持其学习新经验和改变的愿望，增强自我效能感并促进其持续的自我成长，从而转变痛苦的、适应不良的心理、行为甚至躯体症状，恢复健全的心理、生理和社会功能。

(三) 心理治疗的有效因素

1. 情绪宣泄 心理治疗关系中所形成的抱持和接纳的环境，有利于来访者释放情绪、压力得到暂时的缓解。治疗者首先请给来访者说出心里话的机会。

2. 认知领悟 治疗有效的重要转变是来访者产生了新的认知、领悟。

3. 情感转化 治疗者通过共情的方式帮助来访者识别自己的情感体验，并引导其用恰当的方式表达出来，当来访者的情感能够表达出来的时候他就会有所驾驭，而不是盲目冲动或无缘由的郁闷。给了来访者一个了解自己内在情绪感受的机会。

(1) 解释和揭示：对来访者话语背后的情感情绪内容与感受的解释、呈现是心理治疗的重要环节。

(2) 整合与提升：引导来访者整合和提升驾驭情感的能力。

4. 觉察能力 在治疗中要引导患者对其意识、潜意识的需求、动机、冲突、关系的模式、自体感等心理活动有所发现、理解或觉察。

5. 关爱能力 在关怀的态度中发展出接受爱和付出爱的能力。

(四) 现代心理治疗的发展趋势

当代心理治疗无论是心理治疗理论，还是治疗技术方面都取得了很大的进展。心理治疗已经呈现出短程、折中、整合与多元化的发展趋势。

(五) 心理治疗的范围

心理治疗主要是从临床实践中发展起来的，长期以来经过临床实践、实证性研究，人们对心理治疗的适用范围已有较为一致的认同。

1. 综合医院临床各科的心理问题

(1) 急性疾病的病人：此类病人的特点是起病较急，且一般病情较重，往往存在严重的焦虑、抑郁等心理反应，有时在给予临床医疗紧急处置的同时，需要同时进行一定的心理治疗。但有针对性的心理治疗一般应在疾病得到控制以后进行。

(2) 慢性疾病病人：这类病人病程一般较长，由于无法全面康复以及长期病人角色的作用，往往存在较多的心理问题，并因此而导致疾病症状的复杂化，进一步影响了机体的康复过程。心理支持治疗和行为治疗等手段往往对他们有很大的帮助。

(3) 心身疾病病人：由于病人的发病过程中有明显的心理社会因素参与，心理治疗是必不可少的。它包括两个方面：首先，针对致病的心理因素，通过帮助病人消除或缓解心理应激反应，以减轻疾病症状，改变疾病发展过程，并促进其康复。其次，直接针对疾病的病理过程而采取的心理矫正措施。

2. 精神心理科及相关的患者 这是心理治疗在临床医学中应用较早，也是较广泛的领域，包括各类神经症性障碍如焦虑症、抑郁症、强迫症、恐怖症、躯体形式障碍、人格障碍与性心理障碍等以及恢复期精神分裂症等。

3. 各类行为问题 各种不良行为的矫正，包括进食障碍、肥胖、烟瘾、酒瘾、口吃、遗尿、儿童行为障碍等，可选择使用认知行为矫正疗法、正强化法等各种行为疗法。

4. 社会适应不良 正常人在生活中有时也会遇到难以应对的心理社会压力，从而导致适应困难，出现自卑、自责、自伤、攻击、退缩、失眠等心理行为和躯体症状。此时可使用某些心理疗法，例如支持疗法、社交技巧训练、松弛训练、认知疗法及危机干预等给予帮助。

（六）心理治疗基本过程

1. 初期阶段 初期的主要任务是建立治疗关系、收集信息、评估和确认问题及制定治疗方案。实施治疗的一个先决条件是激发患者的动机与治疗者建立相互信任的治疗关系。

2. 中期阶段 治疗者的主要任务是依据治疗方案，采取适宜的治疗措施帮助患者解决心理问题，达到预期的治疗目标。经验情感、重组认知、矫正行为、学习积极的适应性行为是患者在这个阶段的主要任务。在该治疗阶段要注意处理好阻抗、干扰、移情和反移情等问题。

3. 结束阶段 治疗的最后阶段是处理结束治疗所产生的问题并帮助患者迁移和巩固治疗的效果。

（七）心理治疗的基本原则

1. 信赖性原则 这一原则是指在心理治疗过程中，治疗者要以真诚一致、无条件的积极关注和共情与患者建立彼此接纳、相互信任的工作联盟，以确保心理治疗顺利进行。

2. 整体性原则 这一原则是指在心理治疗过程中，治疗者要有整体观念。患者的任何一种心理和行为问题都不是孤立，总是和他整个身心活动联系在一起。因此，治疗者要对患者的心理问题作全面的考察和系统的分析。

3. 发展性原则 这一原则是指在心理治疗过程中，治疗者要以发展的眼光看待患者的问题，不仅在问题的分析和本质的把握上，而且在问题的解决和效果的预测上都要具有发展的观念。

4. 个性化原则 这一原则是指在心理治疗过程中，治疗者既要注意患者与同类问题的人的共同表现和一般规律，又不能忽视每个患者自身的具体情况，不能千篇一律地处理问题。

5. 中立性原则 这一原则要求治疗者在心理治疗过程中保持中立的态度和立场。

6. 保密性原则 这一原则要求治疗者尊重患者的权利和隐私。

（八）心理治疗的基本技术

1. 倾听技术 倾听（attending）是指咨询师借助言语或非言语的方法和手段，使来访者能详细叙述其所遇到的问题，充分反映其所体验的情感，完全表达其所持有的观念，以便咨询师对其有充分的、全面的了解和准确把握的过程。倾听是要用心去听，不但要听懂患者通过言语、行为所表达出来的东西，还要听出患者在交谈中所省略的和没有表达出来的内容，甚至患者本人都没有意识到的心理倾向。

2. 提问技术 开放式提问（open question）通常不能简单作答，而是需要做出解释、说明或补充材料。封闭性提问（closed question），是事先对患者的情况有一种固定的假设，而期望得到印证这种假设正确与否的回答。

3. 鼓励技术 鼓励（encouragement）是指治疗者通过言语或非言语等方式对来访者进行鼓励，促使其进行自我探索和改变的技术。目的在于：①鼓励或培养来访者表达；②营造促进沟通、建立关系、解决问题等氛围；③支持来访者去面对并超越心理上的挣扎；④建立信任的沟通关系。

4. 内容反应（content response）技术 是指治疗者把患者的言语与非言语的思想内容加以概括、综合与整理后，再用自己的言语反馈给来访者。治疗者选择患者所表达的实质性内容，用自己的语言将其表达出来，最好是引用患者言谈中最有代表性、最敏感的、最重要的词语。内容反应掌握的三个要领：①认真注意患者的基本信息；②提纲挈领地向患者复述概括、系统化的信息；③观察患者的反应，客观评估患者的反应。

5. 情感反应（reflection of feeling）技术　是治疗者把患者用言语与非言语行为中包含的情绪、情感，加以概括、综合与整理后，再用自己的言语反馈给来访者，以达到加强对来访者情绪、情感的理解，促进沟通。它与内容反应很接近，不同的是内容反应着重于患者言谈内容的反馈，而情感反应则着重于患者的情绪反馈。

6. 面质（confrontation）技术　是治疗者运用言语描述在患者的感受、想法和行为中存在的明显差异、矛盾冲突和含糊的信息，并当面提出质疑。面质的目的在于：①协助患者对自己的感受、信念、行为及所处情境进行深入了解；②激励患者消除有意或无意的防御、掩饰心理，面对自己、面对现实并进行富有建设性的活动；③促进患者实现言语与行为、理想自我与现实自我的统一；④使患者明了自己潜在的能力、优势并善加利用。

7. 解释（interpretation）技术　是依据一种或几种理论、某些方面的科学知识或个人经验对患者的问题、困扰、疑虑作出说明，从而使患者从一个新的、更全面的角度来审视自己和自己的问题并借助新的观念和思想加深对自身的行为、思想和情感的了解，产生领悟，促进改变。根据患者的实际水平，解释应注意四点：①从理论的高度给予系统的分析和科学的解释；②语言要通俗易懂；③要循序渐进；④既要注意科学性，又要考虑对患者的积极影响。

8. 非言语性技巧　心理治疗除了言语表达以外，还有非言语交流。有人提出，信息交流的总效果中只有7%来自于所用的语词，38%来自说话的语气，55%来自身体语汇。因此，在心理治疗中取得的信息，不仅来源于言语内容，更重要的来源于非言语交流。非言语交流的途径包括：面部表情、目光接触、言语表情、躯体表情等。

习题

一、名词解释

1. 心理干预
2. 危险因素
3. 保护因素
4. 预防性干预
5. 心理咨询
6. 医学心理咨询
7. 心理治疗
8. 双重关系
9. 个性化原则
10. 内容反应技术

二、填空题

1. 要想有效地预防和解决心理疾患，至少应对各类人群实行三个层次的干预措施：________、________、________。
2. 预防性干预有三种方式：________、________、________。
3. 心理咨询的对象主要是________。
4. 心理治疗主要针对有心理障碍的病人，如________、________、________、________。
5. 自20世纪50年代起，我国心理学工作者曾对神经衰弱进行集体和个别的心理治疗，取得了一定疗效，从而形成了具有我国特色的________。

6. 治疗初期的重点应放在建立一个适合________与________交互作用的治疗同盟上。

7. 心理治疗通常接触的是浮在表面的________，有效的治疗只有针对________，才不会迷失方向。

8. 所谓适宜的治疗措施，是指________需要并能接受的，________能熟练使用的措施。

9. 在治疗中期，________过程是为患者提供经验性学习的机会，________是为患者提供认识性学习机会。

10. 认知重组的关键是扩展患者的________，让他们学会承认和接受以前所恐惧和抵御的各种思想、情感和行为。

11. 信赖原则不但是________层面的原则，也是________方面的原则。

12. 保密原则的前提是以________为重的同时保护________的利益。

13. 倾听并非仅仅是用________听，更重要的是________去听，去设身处地地感受患者的体验。

14. 通常提问方式有两种，一种是________提问，另一种是________提问。

15. 非言语行为通常伴随着________一起出现，对言语起着________的作用。

三、选择题

【A1 型题】(单句型最佳选择题)

1. **不属于**选择性干预范围的是

A. 有自杀者的家庭　　B. 离婚家庭其子女

C. 突发性应激事件受害者　　D. 普通青少年

E. 轻度抑郁情绪者

2. 健康促进的内容主要是

A. 有氧训练　　B. 应激管理　　C. 旅游

D. 集体心理治疗　　E. 先兆人群干预

3. 社区心理学作为心理学的一个分支，出现在 20 世纪的

A. 40、50 年代　　B. 50、60 年代　　C. 60、70 年代

D. 70、80 年代　　E. 80、90 年代

4. **不属于**心理治疗范围的是

A. 神经症　　B. 性变态　　C. 人格障碍

D. 就业困难　　E. 精神分裂症

5. 所谓“形与神俱，乃成为人；形与神离，则人死亡”，“精神不进，志意不治，病乃不愈”出自中国古书

A.《易经》　　B.《论语》　　C.《本草纲目》

D.《礼记》　　E.《黄帝内经》

6. 实施心理治疗的先决条件是

A. 搜集资料　　B. 激发患者的动机　　C. 确认问题

D. 制定治疗方案　　E. 评估疗效

7. 以下哪个**不属于**初期阶段的主要任务

A. 建立治疗同盟　　B. 提出治疗目标　　C. 确认问题

D. 制定治疗方案　　E. 矫正行为

8. 收集信息不应以下列哪个维度为主线
A. 时间　B. 思维与行为　C. 空间
D. 思维与情绪　E. 认知
9. 以下哪个过程给患者提供了实践性的学习机会
A. 经验情感　B. 重组认知　C. 消除阻抗
D. 矫正行为　E. 处理移情
10. 患者难以改变的、根深蒂固的人格类型引起的阻抗是
A. 性格阻抗　B. 治疗阻抗　C. 内容阻抗
D. 移情阻抗　E. 情感阻抗
11. 心理治疗的结束阶段主要处理
A. 分离焦虑　B. 治疗成果的迁移　C. 治疗成果的巩固
D. 制定治疗方案　E. 全面回顾总结
12. 2002 年,英国咨询与治疗协会(BACP)提出诚信、自主、有益、无伤害、公正、自尊等心理治疗的伦理学原则,正是以下哪个原则的基本精神
A. 信赖性原则　B. 整体性原则　C. 发展性原则
D. 保密性原则　E. 安全性原则
13. 在心理治疗的同时,与临床医生配合使用药物,这是以下哪个原则的体现
A. 个性化原则　B. 中立性原则　C. 发展性原则
D. 接受性原则　E. 整体性原则
14. 如想了解某一事件发生的过程、顺序或伴随的情绪,选择的提问词是
A. 什么　B. 为什么　C. 如何
D. 愿不愿　E. 是不是
15. 鼓励技术的功能在于
A. 使治疗者少说多听　B. 促进谈话继续下去　C. 让患者充分表现
D. 检验治疗关系　E. 让求助者感到快乐
16. 用于澄清事件背后隐藏的情绪,推动对感受及相关内容的讨论的技术是
A. 面质　B. 内容反应　C. 解释
D. 情感反应　E. 指导技术
17. 面质技术的含义是
A. 当面质问患者　B. 患者对治疗者质疑
C. 医患双方当面对质　D. 指出患者身上存在的矛盾
E. 当面批评、责备患者
18. 情感反应最有效的方法是
A. 针对患者过去的情感　B. 针对患者现在的情感
C. 引发患者的矛盾情绪　D. 忽略患者的矛盾情绪
E. 针对混合情绪的含义
19. 情感反应与内容反应的区别在于
A. 前者针对患者的情绪反应　B. 后者针对患者的内心感受
C. 前者关心患者的认知活动　D. 后者关心患者的谈话过程
E. 两者同时出现

20. 倾听时容易出现的错误是
   A. 过分重视患者的问题　　B. 迟迟不下结论
   C. 不好意思打断患者的叙述　　D. 用心聆听
   E. 作出道德和正确性的评价

21. 解释技术的正确做法是
   A. 准确把握情况　　B. 使用专业术语
   C. 不分时间、场合　　D. 注意科学性,不考虑消极影响
   E. 不考虑消极影响

22. 下列说法中**不正确**的是
   A. 非言语行为通常独立出现
   B. 非言语行为比言语表达更能传递真实信息
   C. 非言语行为是搜集信息的唯一渠道
   D. 治疗者的非言语行为受职业的影响
   E. 非言语可以替代言语

四、问答题

1. 简述心理咨询与心理治疗的区别。
2. 心理治疗的基本要素是什么?
3. 简述心理治疗三个阶段的基本任务。
4. 简述心理治疗的六个基本原则。
5. 使用面质技术的目的何在?应注意什么问题?
6. 简述心理治疗的几种重要有效因素与机制。

参考答案

一、名词解释

1. 心理干预:心理干预是指在心理学理论指导下有计划、按步骤地对一定对象的心理活动、个性特征或行为问题施加影响,使之发生朝向预期目标变化的过程。

2. 危险因素:危险因素是指导致某一类个体较一般人群易感某种障碍的人格因素或环境因素。

3. 保护因素:保护因素是指能使个体发生某种心理障碍的可能性低于一般人群的人格因素、行为方式或环境因素。

4. 预防性干预:预防性干预是指有针对性地采取降低危险因素和增强保护因素的措施。预防性干预可以起到拮抗危险因素的作用,并促进保护性因素的形成,从而阻断心理障碍形成和暴发的过程。

5. 心理咨询(psychological counseling):是指受过专业训练的咨询者依据心理学理论和技术,通过与来访者建立良好的咨询关系,帮助其认识自己,克服心理困扰,充分发挥个人的潜能,促进其成长的过程。

6. 医学心理咨询(medical psychological counseling):是我国老一辈医学心理学家提出的,是心理咨询在医学领域中的应用。医学心理咨询与普通的心理咨询不同,有自身的重点和任务,其主要对象是患者或寻求医学帮助的人,着重处理的是医学领域中的心理问题。

7. 心理治疗:心理治疗是由受过专业训练的治疗者,在一定的程序中通过与患者的不断交流,在构成密切的治疗关系的基础上,运用心理治疗的有关理论和技术,使其产生心理、行为甚至生理的变化,促进人格的发展和成熟,消除或缓解其心身症状的心理干预过程。

8. 双重关系:双重关系是指治疗师与患者之间发生的超越职业界限的非治疗关系,比如性关系、商务关系、金融关系或社会交往等。

9. 个性化原则:个性化原则是指在心理治疗过程中,治疗者既要注意患者与同类问题的人的共同表现和一般规律,又不能忽视每个患者自身的具体情况,不能千篇一律地处理问题。也就是说,每个心理治疗方案都应具有它的特殊性。

10. 内容反应技术:内容反应技术也称释义或说明,是指治疗者把患者的主要言谈、思想加以综合整理后,再反馈给患者。

二、填空题

1. 健康促进　预防性干预　心理治疗
2. 普遍性干预　选择性干预　指导性干预
3. 有现实问题或心理困扰的正常人
4. 神经症　性变态　人格障碍　心身疾病及康复中的精神病病人等
5. 悟践心理疗法
6. 患者　治疗者
7. 初级问题　核心问题
8. 患者　治疗者
9. 经验情感　重组认知
10. 自我概念
11. 技术　伦理
12. 患者　其他人和社会
13. 耳朵　用心
14. 封闭式　开放式
15. 言语内容　加强或削弱

三、选择题

1. D　2. B　3. C　4. D　5. E　6. B　7. E　8. C　9. D　10. A
11. D　12. A　13. E　14. C　15. B　16. D　17. A　18. B　19. A　20. E
21. A　22. B

四、简答题

1. 简述心理咨询与心理治疗的区别。

答:区别如下:

(1) 心理咨询的对象主要是有现实问题或心理困扰的正常人。心理治疗主要针对有心理障碍的病人,如神经症、性变态、人格障碍、心身疾病及康复中的精神病病人等。

(2) 心理咨询主要遵循发展与教育的模式,侧重于对来访者的支持、启发、教育、指导,而心理治疗则遵循生物 - 心理 - 社会医疗模式,侧重于分析与矫正、消除症状、重建人格。

2. 心理治疗的基本要素是什么?

答:心理治疗的基本要素如下:

(1) 治疗者必须是经过正规培训,掌握了一定的专业理论和技能,具有合法身份的专业人员。

(2) 心理治疗要按一定的程序和设置，治疗者对心理治疗实际操作过程的具体安排。

(3) 心理治疗是建立在密切的治疗关系基础上的职业行为。

(4) 心理治疗要运用科学的心理学理论和技术。

(5) 心理治疗的目标是通过引导患者对内心世界的探索、认识，适当的情绪宣泄和认知矫正，激起和维持其学习新经验和改变的愿望，增强自我效能感并促进其持续的自我成长，从而转变痛苦的、适应不良的心理、行为甚至躯体症状，恢复健全的心理、生理和社会功能。

3. 简述心理治疗三个阶段的基本任务。

答：心理治疗有初期、中期和后期三个阶段。每个阶段各有不同的任务。

(1) 初期的主要任务是建立治疗同盟、收集信息、评估和确认问题及制订治疗方案。

(2) 中期主要是帮助患者改变不良认知、情绪和行为，建立新的适应性认知、情绪和行为模式。

(3) 后期主要是处理结束治疗所产生的问题及帮助迁移和巩固治疗所获得的成果。

4. 简述心理治疗的六个基本原则。

答：基本原则如下：

(1) 信赖性原则：这一原则是指治疗者要以真诚一致、无条件的积极关注和共情与患者建立彼此接纳、相互信任的工作联盟，以确保心理治疗顺利进行。

(2) 整体性原则：这一原则是指治疗者要有整体观念，对患者的心理问题作全面的考察和系统的分析。

(3) 发展性原则：这一原则是指治疗者要以发展的眼光看待患者的问题，对问题的分析和本质的把握及问题的解决和效果的预测都要具有发展的观念。

(4) 个性化原则：这一原则是指治疗者既要注意患者与同类问题的人的共同表现和一般规律，又不能忽视每个患者自身的具体情况，不能千篇一律地处理问题。

(5) 中立性原则：这一原则要求治疗者在心理治疗过程中保持中立的态度和立场。

(6) 保密性原则：这一原则要求治疗者尊重患者的权利和隐私。

5. 使用面质技术的目的何在？应注意什么问题？

答：面质是对患者身上存在的矛盾当面提出质疑，其目的如下：

(1) 协助患者对自己的感受、信念、行为及所处情境进行深入了解。

(2) 激励患者消除有意或无意的防御、掩饰心理，面对自己、面对现实并进行富有建设性的活动。

(3) 促进患者实现言语与行为、理想自我与现实自我的统一。

(4) 使患者明了自己潜在的能力、优势并善加利用。

面质具有一定的威胁性，因此使用时务必谨慎、适当。治疗者要根据具体情境，选择适当的用词、语气、态度。过分小心、害怕使用面质，对患者的成长不利，而过分使用，则可能伤害患者的情感，影响同盟关系。一般说面质与支持结合使用效果要好一些。

6. 简述心理治疗的几种重要有效因素与机制。

答：有效因素和机制如下：

(1) 情绪宣泄：心理治疗关系中所形成的抱持和接纳的环境，有利于来访者释放内心的紧张、痛苦、焦虑、郁闷等情绪，使情绪的压力得到暂时的缓解。

(2) 认知领悟：治疗有效的重要转变是来访者产生了新的认知、领悟。

(3) 情感转化：治疗者通过共情的方式帮助来访者识别自己的情感体验，并引导其用恰当的方式表达出来，当来访者的情感能够表达出来的时候他就会有所驾驭，而不是盲目冲动或无缘由的郁闷。

(4) 觉察能力：在治疗中要引导患者对其意识、潜意识的需求、动机、冲突、关系的模式、自体感等心理活动有所发现、理解或觉察。

(5) 关爱能力：在关怀的态度中发展出接受爱和付出爱的能力。

（刘传新）

第十三章
心理干预各论

学习目标

1. 掌握　精神分析治疗的基本技术；行为疗法特点及适应证；理性情绪疗法的治疗模式；负性自动思维的特征；以人为中心疗法的人性观、理论主张、治疗条件；森田疗法的基本理论和治疗原则；家庭治疗的定义；言语性干预技术；适应证及评价；团体治疗的定义、治疗机制、与个体咨询的异同；正念的概念、正念的核心内容；正念状态疗愈症状的论述；积极心理干预、人际心理治疗、艺术疗法的概念、原理；危机、危机干预的概念和危机的分类；临床心理会诊服务的定义；综合治疗策略；适应证及评价。

2. 熟悉　精神分析治疗过程；行为疗法的基本原理；非理性信念的基本形式；贝克认知疗法中的歪曲认知形式；以人为中心疗法的治疗方法、阶段；住院式森田疗法；个体治疗和家庭治疗的区别；家庭治疗中的一些基本概念（索引病人、中立、资源取向、家谱图）；一般治疗程序；非言语性干预技术；团体治疗的常见形式；熟悉正念减压疗法的理论与方法、正念认知疗法、辩证行为疗法、接受与承诺疗法；熟悉正念疗法的适应证；积极心理干预、人际心理治疗、艺术疗法的方法、适应证；危机干预的方法；临床心理会诊服务的意义；巴林特小组。

3. 了解　客体关系取向的心理治疗；各行为疗法的治疗程序；贝克认知疗法的治疗过程；以人为中心疗法的评价等；了解暗示和催眠疗法；家庭治疗的历史及代表人物；理论要点；团体治疗的历史、评价等；正念从佛教引入心理治疗中的过程与历史；了解正念疗法的评价；积极心理干预、人际心理治疗、艺术疗法的评价等；危机干预的适应证；临床心理会诊服务国内外发展现状；多维观察、诊断与解释的方法。

重点和难点内容

一、精神分析与心理动力学治疗

弗洛伊德创立的精神分析疗法（psychoanalytic therapy）是现代心理治疗的开端。精神分析疗法是指在精神分析理论的指导下，治疗者运用自由联想、释梦、移情与反移情分析、阐释等技术，发现病人压抑在潜意识中的冲突，使病人领悟到心理问题的潜意识症结，让焦虑的情绪得到宣泄，从而使其能以现实的方式处理和适应各种情况。现在我们将弗洛伊德与其后的现代精神分析取向的各种疗法，统称为心理动力学治疗（psychodynamic therapy）。

（一）经典精神分析疗法

1. 设置　任何治疗都要有一个清楚的框架设置（setting），现在广义的心理动力学治疗多采用面对面谈话的方式。这种设置的特点为多采用坐在沙发上，两人的视角交叉呈 90° 或 120° 。房间环境要安静，保持适宜的室温，不受电话和访客的打扰，室外要设置“请勿打扰”的标志。治疗时程一般为 50min，每周来诊次数 3~4 次。对就诊时间、治疗费等应通过签署治疗协议的方式确定下来。

2. 评估　治疗者与病人最初见面的几次会谈并不是立刻开始分析治疗，而是要先对病人是否适合做精神分析作必要的评估。要通过询问和倾听探索疾病发病的原因及寻求帮助的原因；详细了解病人的生活史，这样可以初步了解病人整个心理发展过程中所体验到的冲突。精神分析对神经症性的障碍疗效较好。在病人的选择上，那些有心理学头脑、能够体察自己的感情、能够通过领悟使症状得到缓解的病人比较适合做精神分析。

3. 治疗

(1) 先向病人介绍精神分析治疗的基本程序和目的：通过最初的几次会谈，治疗者已经大致完成了病人在精神分析情境中接受治疗可能性的评估。如果病人适合做精神分析，治疗者与病人对治疗的安排也达成一致，就意味着开始治疗。

(2) 节制和自由联想：病人对治疗过程有一个大概了解后，治疗者就应少讲话，更多地倾听病人关于内心世界的描述。这种技术称为“节制”。治疗者坚持让病人说出心中所想的事情，不要琢磨，不必想得很清楚，不必安排秩序，甚至可以说出那些他认为不真实的，可能伤害治疗者或者他们所爱的人的内容。这种方式称为“自由联想”(free association)。

(3) 阻抗及其解释：阻抗(resistance)是指病人抵制痛苦的治疗过程的各种力量。处理阻抗一个重要原则是弗洛伊德提出的“先于内容解释阻抗”或“表面解释”的原则。治疗者先向病人指出他们正在阻抗，必须让病人认识和体验阻抗。治疗的关键是，在适当的时机治疗者要探索病人为什么要采取阻抗，以及病人想防御的是什么。解释阻抗成功可以成为理解过去冲突的契机。过去的冲动和情感的痛苦本身不能成为不可解决的冲突，对其的过度防御才构成不能解决的冲突，理解了防御也就理解了冲突，才能理解神经症性症状。

(4) 移情及其解释：移情(transference)就是病人将过去对其有重要影响的关系人物的情绪在与治疗者的关系里重现出来。表现为病人对治疗者产生了强烈的情绪反应，有的对治疗者产生依恋、钦佩、爱慕甚至和性有关联的冲动，这种情况称为正移情；有的对治疗者表现出失望、不满、愤恨、攻击等，这种情况称为负移情。

处理移情的原则：首先治疗者必须保持头脑清醒，知道病人对治疗者是怎么想的，有什么样的感情，不要认为病人对治疗者的评论都是客观的、公正的。重点是要帮助病人理解移情，把病人的注意力引导到病人自己，让其了解和暴露自己的想法。治疗者通过巧妙的揭示移情的机制，使病人真正理解了感情的来源，同时也将病人的心理痛苦和形成病人人格特点的根源完全暴露于意识中了。这就是移情的修通(working through)。

(5) 反移情及其处理：治疗者在与病人交流时也会产生情感反应，这就是反移情(counter transference)。经典的精神分析认为，反移情是治疗者对病人的感情转移，是病人在治疗者心中所激发的全部情绪；现代精神分析的整合观点认为：反移情是治疗者对病人活动和治疗环境的情绪的、生理的和认知的反应，而且还包括病人投射性认同机制所产生的效应，反移情在许多时候是不可避免的、普遍存在的。反移情对治疗产生积极或是消极影响，主要在于治疗者能否对自己的反移情保持警觉和妥当的处理，适当的、正常的情绪反应是精神分析中重要的治疗工具。

(6) 梦的理论与临床运用：弗洛伊德认为“梦乃是做梦者潜意识冲突欲望的象征”。

1) 梦是通向潜意识的捷径：治疗者可以通过梦观察病人是如何思考、感受、防御和阻抗的，帮助病人了解自己内心的活动。在治疗早期，梦的解释只应该局限于梦者的经历、梦的显意，通过梦来了解病人目前生活中可能构成梦的材料。这种初步的理解为病人更深一步的理解潜意识的意义作了准备。

2）梦是潜意识冲突的表现：在治疗中，由于防御的作用而使梦变得模糊不清。可是，当防御和阻抗被理解、被抛弃之后，梦就变得清晰起来。此时治疗者可以把梦当作路标去发现潜意识的愿望和冲突。在心理治疗中要努力尝试，把梦当做一条途径，通过联想把潜意识的内容上升到意识中来。

(7) 结束治疗：当病人感到人格中导致痛苦的那部分已经分离出去，那些曾经造成症状的症结已被修通；当病人能够深刻地理解自己的防御和移情，并能认识不同的移情表现；病人对自己的心理活动有深入的了解，并开始运用自我探索的方式去解决新的问题的时候，治疗就可以结束了。结束阶段，治疗者也要注意到自己的失落感，并谈论这些感觉，以便恰当地处理自己的反移情。鼓励病人克服移情，解决已经理解了的冲突，解决自己生活道路上的困难。使自己能与治疗者分离，并开始独立自主的自我探索。

(二) 客体关系取向的心理治疗

1. 概述　客体关系心理治疗的重点放在内在客体关系产生和维持关系中所起的作用上。在构成来访者生活的各种关系中，首先考虑的是来访者与咨询师的关系。治疗者 - 来访者关系被看作是个案生活中病态部分的生动表达，这种关系本身便会成为改变的焦点。

2. 治疗　客体关系心理治疗共分为四个阶段，分别是：允诺参与、投射性认同、面质和结束。

第一阶段：允诺参与

(1) 治疗关系是改变的基础：治疗者与来访者关系中的具体变化才是人的持久改变得以发生的原因。治疗是通过将彼此疏远的一种职业化的关系转变成含有关心、承诺和参与等成分的关系而成功处理来访者的不安。来访者需要感受到治疗者可以满足他们的一些客体关系的需要才能继续留在治疗关系中。

(2) 使来访者允诺参与的技术：治疗联结是指用来传递共情性理解的多种技术。为建立"治疗联结"，治疗者可使用的技术有：①共情技术：共情是指从来访者角度，而不是从治疗者自己的参考框架去理解来访者的能力；②提供建议和忠告：建议和忠告也可以用来使来访者允诺参与。但要注意的是，只有当提供建议和忠告不影响咨询关系时，并且建议被采纳的可能性很大时才使用。

第二阶段：投射性认同

投射性认同的出现是第二阶段开始的显著特征。这时治疗者会感到事情似乎不太正确的模糊感觉。治疗者有可能变得易激惹，即治疗者产生了反移情。在客体关系工作中，与传统精神分析对反移情的理解有着明显不同，这一阶段被看做心理咨询过程中的自然部分，认为反移情是指治疗者情感上对来访者的投射性认同作出的反应。反移情不再被看做是治疗者自己未解决的俄狄浦斯情结的反应，而被看做是对来访者投射性认同的一种自然反应，认为反移情在治疗中是有价值，甚至是必不可少的一部分。

第三阶段：面质

(1) 面质的概念和目的：面质是指治疗者运用言语反应描述在来访者的感受、想法和行为中存在的明显差异、矛盾冲突和含糊的信息。同时，帮助来访者挖掘出认识自己的不同方法或引导他们采取不同的行为。采取不同方式使用面质技术的目的是以某种方式挑战来访者，动员来访者的能量向更深刻的自我认识和更积极的行为迈进。

(2) 面质反应的基本原则：面质必须谨慎使用，以免给来访者成长带来不利。任何时候都必须清楚使用面质的动机，面质反应只针对问题中的矛盾。另外，面质反应前，应建立良好的咨询关系和信任度，选择合适的面质时机，不要在很短的时间内用面质反应给来访者施加太大压力。

(3) 面质反应的步骤：进行有效的面质需要四个步骤：①仔细观察来访者，确定他所表现出来的矛盾类型，探查出矛盾之处，不要过早地做出面质反应。②评估面质的目的，确定是否来访者需要被挑战。评估咨询关系是否安全，以便使来访者能从面质中受益。③总结矛盾中的不同因素，解决冲突，促进和谐。④评估面质反应的效果。治疗者做出面质后，来访者可能否认、困惑、假装接受、真正接受。然而，面质效果可能不是立即发生的，同时要关注来访者可能更为防御的迹象。

第四阶段：结束

分离是客体关系治疗中的最后步骤。在治疗中，治疗者被作为一个重要客体被整合进病人的自体。治疗者作为一个"好客体"被内化，被内化成价值感和自尊的来源。结束阶段，治疗者要积极主动地让来访者参与到分离的体验中去。来访者也要了解自己对分离的感受。于是，来访者和治疗者有机会在一段较短时间内，体验一般的人与人之间的关系。

习题

一、名词解释

1. 移情
2. 面质
3. 阻抗

二、填空题

1. 弗洛伊德的精神分析治疗技术主要包括________、________、________和________。
2. 使个案允诺参与的技术包括________和________。
3. 客体关系治疗的四个阶段是________、________、________和________。

三、选择题

【A1型题】(单句型最佳选择题)

1. 关于精神分析治疗的设置的说法，不正确的是

A. 应保持房间安静　B. 每次治疗时程约2个小时
C. 应避免治疗受到电话打扰　D. 应保持适宜的室温
E. 来诊频率约为每周3~4次

2. 经典精神分析认为，治疗者对病人会产生感情转移，病人在治疗者心中所激发的全部情绪叫做

A. 移情　B. 反移情　C. 投射
D. 共情　E. 同情

3. 来访者把治疗者视为过去经历中某个给他带来挫折、不快、痛苦或压抑情绪的对象，在咨询情境中，原有的情绪转移到了治疗者身上，从而在行动上表现出不满、拒绝、敌对、被动、抵抗或不配合等描述的是

A. 正移情　B. 反移情　C. 反向形成
D. 负移情　E. 共情

4. 治疗者对来访者移情表现的反应，即治疗者把早年对客体的感觉、想法和情绪等投射到来

访者身上描述的是

A. 反移情　　B. 负移情　　C. 反向形成

D. 正移情　　E. 投射

5. 客体关系心理治疗的重点放在内在客体关系产生和维持关系中所起的作用上。在构成来访者生活的各种关系中，首先考虑的是

A. 来访者与母亲的关系　　B. 来访者与自己的关系

C. 来访者与父亲的关系　　D. 来访者与咨询师的关系

E. 来访者与朋友的关系

四、问答题

1. 面质反应的步骤。

2. 简述客体关系治疗中分离的处理。

3. 试述治疗者应如何处理阻抗。

参考答案

一、名词解释

1. 移情：是指病人将过去对其有重要影响的关系人物的情绪在与治疗者的关系里重现出来。

2. 面质：是指治疗者运用言语反应描述在来访者的感受、想法和行为中存在的明显差异、矛盾冲突和含糊的信息，以某种方式挑战来访者，动员来访者的能量向更深刻的自我认识和更积极的行为迈进。

3. 阻抗：是指病人抵制痛苦的治疗过程的各种力量。

二、填空题

1. 自由联想　释梦　移情与反移情分析　阐释

2. 共情技术　提供建议和忠告

3. 允诺参与　投射性认同　面质　结束

三、选择题

【A1 型题】

1. B　2. B　3. D　4. A　5. D

四、问答题

1. 面质反应的步骤。

答：进行有效的面质需要四个步骤。①仔细观察来访者，确定他所表现出来的矛盾类型，探查出矛盾之处，不要过早地做出面质反应。②评估面质的目的，确定是否来访者需要被挑战。评估咨询关系是否安全，以便使来访者能从面质中受益。③总结矛盾中的不同因素，解决冲突，促进和谐。④评估面质反应的效果。治疗者做出面质后，来访者可能否认、困惑、假装接受、真正接受。然而，面质效果可能不是立即发生的，同时要关注来访者可能更为防御的迹象。

2. 简述客体关系治疗中分离的处理。

答：分离是客体关系治疗中的最后步骤。在治疗中，治疗者被作为一个重要客体被整合进病人的自体。治疗者作为一个“好客体”被内化，被内化成价值感和自尊的来源。结束阶段，治疗者要积极主动地让来访者参与到分离的体验中去。来访者也要了解自己对分离的感受。于是，来访者和治疗者有机会在一段较短时间内，体验一般的人与人之间的关系。

3. 试述治疗者应如何处理阻抗。

答:阻抗是指病人抵制痛苦的治疗过程的各种力量。处理阻抗一个重要原则是弗洛伊德提出的"先于内容解释阻抗"或"表面解释"的原则。治疗者先向病人指出他们正在阻抗,必须让病人认识和体验阻抗。治疗的关键是,在适当的时机治疗者要探索病人为什么要采取阻抗,以及病人想防御的是什么。解释阻抗成功可以成为理解过去冲突的契机。过去的冲动和情感的痛苦本身不能成为不可解决的冲突,对其的过度防御才构成不能解决的冲突,理解了防御也就理解了冲突,才能理解神经症性症状。

(张曼华 马含俏)

二、行为疗法

【概况】

行为治疗(behavior therapy)是建立在行为学习理论基础上的心理治疗方法。行为学习理论学者认为:来访者的各种症状(异常的行为或生理功能)都是个体在生活中通过学习而形成并固定下来的。因此在治疗过程中可以设置某种特殊的情境和专门的程序,使来访者逐步消除异常行为,并通过学习、训练形成新的适宜的行为反应。该理论把治疗的着眼点放在可观察的外在行为上或可以具体描述的心理状态上。

行为疗法是整个心理治疗系统中的重要组成部分,主要包括放松疗法、系统脱敏疗法、冲击疗法、厌恶疗法、行为塑造法、生物反馈疗法等。

【方法】

(一) 基本原理

行为治疗的基本原则　行为疗法是以心理学中有关学习过程的理论和实验所建立的证据为基础的。行为学习理论学者认为,人的行为,无论是功能性的还是非功能性的、正常的或病态的,都是经过学习而获得的,并且能够通过学习而更改、增加或消除。学习的原理就是:受奖赏的、获得令人满意结果的行为,容易学会并且能维持下来;相反,受处罚的、获得令人不悦结果的行为,就不容易学会或很难维持下来。因此,掌握了操作这些奖赏或处罚的条件,就可控制行为的增减或改变其方向。

(二) 行为疗法的治疗过程

1. 建立治疗关系　心理治疗的治疗关系是指心理治疗师与来访者之间的相互关系,与来访者的治疗关系在行为治疗中扮演着重要的角色,使治疗策略能够建立起来,以协助来访者依其意愿作改变。建立良好的治疗关系是心理治疗的核心内容之一。

2. 问题行为的分析和评估　我们可以使用记日记或用评定量表的方式来记录:(A)情境事件;(B)问题行为反应,包括外显言行、对情境事件的想法、情绪体验和生理反应等;(C)后果及可能的强化因素。这种对于时间有关行为进行详细检查的方式称为行为分析 ABC。

3. 治疗目标的确定　行为疗法强调来访者在决定自己接受何种治疗时,需要扮演积极的角色,因此治疗前,治疗师会与来访者一起协商、拟定具体的、可测量的治疗目标,同时签订一份书面协议来引导治疗的进行。

4. 治疗计划的选择和实施　在建立了一定的治疗关系、确定了治疗目标后,应选择适合来访者的治疗方法进行行为矫正,即确定和实施具体的治疗计划。

5. 治疗效果的保持和巩固　行为疗法中需要采用一些基本的强化技术来维持来访者的行为改变。治疗师常根据行为疗法技术的性质及来访者行为改变的情况,给予正强化(如表扬、鼓励或物质奖励等)或"惩罚"(如批评、疼痛刺激等)。通常根据需要矫治的靶行为的性质、特点和形成的原因以及治疗的目的,来对靶行为进行消退、改造、重塑,或是形成新的行为以取代旧的行为。

(三) 行为疗法常用的技术和方法

1. 放松疗法　是通过机体的主动放松使人体验到身心的舒适以调节因紧张反应所造成的紊乱的心理生理功能的一种行为疗法。常用的放松疗法有渐进性肌肉放松、自主训练、冥想和瑜伽等经典放松疗法。下面主要介绍渐进性放松疗法。

渐进性放松疗法由美国生理学家 Edmund Jacobson 创建,是最常用的一种行为疗法。Jacobson 让来访者系统地对肌肉群进行紧张和放松的交替练习,并让他们体验两种不同状态下的感觉。通过训练,来访者可以达到完全放松的状态并体验深度放松的感觉。

2. 系统脱敏疗法　由 Wolpe J 所创立系统脱敏疗法的基本思想:治疗师帮助病人建立与不良行为反应相对抗的松弛条件反射,然后在接触引起这种行为的条件刺激中,将习得的放松状态用于抑制焦虑反应,使不良行为逐渐消退(脱敏),最终使不良行为得到矫正。

系统脱敏疗法的治疗程序:①设计和评定主观不适等级表;②松弛训练:要强调反复练习,最终要求受治疗者能在日常生活环境中可以随意放松,达到运用自如的程度;③系统脱敏由引起最低紧张等级的刺激开始脱敏。

3. 冲击疗法　又称为满灌疗法,其基本原则与系统脱敏法相反。

4. 厌恶疗法　是一种通过轻微的惩罚来消除适应不良行为的治疗方法。

5. 行为塑造法　是一项通过强化而产生某种期望的良好行为的治疗技术。这种疗法主要是通过某种奖励系统,在来访者做出预期的良好行为表现时,马上就给予奖励,使良好的行为得到强化,从而使来访者所表现的良好行为得以形成和巩固,同时使其不良行为得以消退。

6. 生物反馈疗法　是指在电子仪器帮助下,将身体内部的生物电活动加以放大,放大后的机体电活动信息以视觉(如仪表读数)或听觉(加蜂鸣音)形式呈现出来,使患者得以了解自身的机体状态,并学会在一定程度上随意地控制和矫正不正常的生理变化。生物反馈仪可以反馈给人的信息包括肌肉的紧张度、皮肤表面的温度、脑电波活动、皮肤导电量、血压和心率等。

【适应证和评价】

1. 适应证

(1) 恐怖症、强迫症及焦虑症等。

(2) 神经性厌食症、神经性贪食症、神经性呕吐及其他进食障碍,烟酒及药物依赖等。

(3) 阳痿、早泄、性高潮缺乏、阴道痉挛、性交疼痛等性功能障碍。

(4) 纵火癖、偷窃癖、拔毛癖等冲动控制障碍。

(5) 儿童多动症、品行障碍、儿童离别焦虑、儿童恐怖障碍、社交敏感性障碍等。

(6) 儿童抽动症、慢性运动和发声抽动障碍等。

(7) 遗尿症、遗粪症、异食癖、口吃等儿童行为障碍。

(8) 学习障碍、考试综合征、电视迷综合征、计算机网络综合征。

(9) 高血压、心律失常、胃溃疡等心身疾病。

2. 评价　与传统的心理治疗相比,行为疗法具有更高的科学性和系统性,可以进行客观的科学检验和量化,即使重复实验也可得出相同的结果,有一整套模式化的治疗流程,有坚实的理论根据和大量的实验证明。所以临床效果更为显著和稳定。

习题

一、名词解释

1. 行为治疗
2. 松弛疗法
3. 生物反馈疗法

二、填空题

1. 满灌疗法又称________。

2. 生物反馈仪可以反馈给人的信息包括________、________、________、皮肤导电量、血压和心率等。

三、选择题

【A1 型题】(单句型最佳选择题)

1. 属于行为治疗的方法有

A. 自由联想　　B. 系统脱敏　　C. 精神分析
D. 交互分析　　E. 音乐疗法

2. 以下哪种疾病不是松弛疗法的适应证

A. 焦虑　　B. 头痛　　C. 高血压
D. 神经系统疾病　　E. 恐怖症

3. 渐进性放松疗法的创建者是

A. Schultz　　B. Edmund Jacobson　　C. Wolpe J
D. Rogers CR　　E. I.P.Pavlov

4. 系统脱敏疗法的最佳适应证是

A. 恐惧症　　B. 神经衰弱　　C. 抑郁症
D. 精神分裂症　　E. 双相障碍

5. 矫正酗酒行为的药物治疗原理源自

A. 药理作用　　B. 厌恶治疗　　C. 化学治疗
D. 激励疗法　　E. 操作性条件反射

6. 以下哪项不是厌恶疗法的适应证

A. 酒瘾　　B. 恐惧症　　C. 窥阴癖
D. 恋物癖　　E. 强迫症

7. 对场所恐惧症的病人进行心理治疗时，先让病人回想哪些场合可引起紧张或恐惧，并按严重程度划分等级，然后按等级(由轻至重)逐步接近这些场合，同时进行放松训练，使病人对这些场合的恐惧逐步减轻。此种疗法称为

A. 暴露疗法　　B. 系统脱敏　　C. 冲击疗法
D. 认知行为疗法　　E. 森田疗法

【A2 型题】(病例摘要型最佳选择题)

8. 刘小小同学出现影响同学学习、要求上厕所以及大声喊叫老师等行为，经过观察发现，这些行为都出现在其独自完成学习任务的时候，每个行为的结果都是与老师发生了不同程度的互动。从这些信息中，我们可以得出一个假设，就是刘小小同学问题行为的功能是获得老师的关注。这

一分析方法为

A. 精神分析　　B. 行为功能分析　　C. 负强化
D. 正强化　　E. 行为塑造法

9. 张玲玲是一名20岁女大学生，从小有咬指甲的习惯，小时只是偶尔咬指甲，后来经常在烦躁、心情不好时咬指甲，之后咬指甲的行为越来越重，经常把手指咬破、发炎。到医院就诊后，医生让其每当咬指甲时就用皮筋狠狠弹自己。这一治疗方法为

A. 系统脱敏法　　B. 暴露疗法　　C. 厌恶疗法
D. 生物反馈疗法　　E. 行为塑造法

10. 胡某，小时被草蛇咬伤过，从此就害怕蛇，无论是动物园里的蛇还是电视中播放的蛇都害怕。就诊后，医生与胡某共同设计了主观不适等级表。根据不适等级表的内容，先给胡某拿各种蛇的照片看，同时进行放松训练，胡某害怕情绪逐渐消除并能接受后，又拿蛇的仿真玩具，同时放松训练；让胡某看关于蛇的视频，最后是到动物园接近真蛇。胡某一步步消除了对蛇的恐惧。这一疗法为

A. 系统脱敏法　　B. 暴露疗法　　C. 厌恶疗法
D. 生物反馈疗法　　E. 松弛疗法

【B1型题】(标准配伍题)

(11~13题共用备选答案)

A. 系统脱敏法　　B. 暴露疗法　　C. 厌恶疗法
D. 行为塑造法　　E. 松弛疗法

11. 酒依赖患者的最佳行为疗法为
12. 紧张性头痛、高血压等生理心理症状的最佳行为疗法为
13. 针对孤独症儿童的问题行为的最佳行为疗法为

四、问答题

1. 常用的行为治疗技术有哪些？
2. 简述系统脱敏的治疗程序。
3. 简述生物反馈治疗的操作程序。

参考答案

一、名词解释

1. 行为治疗(behavior therapy)：是建立在行为学习理论基础上的心理治疗方法。

2. 松弛疗法(relaxation therapy)：是通过机体的主动放松使人体验到身心的舒适以调节因紧张反应所造成的紊乱的心理生理功能的一种行为疗法。

3. 生物反馈疗法(biological feedback therapy)：治疗时在电子仪器帮助下，将病人身体内部的生物电活动加以放大，以视觉(如仪表读数)或听觉(如蜂鸣音)形式呈现出来，使病人得以了解自身的机体状态，并学会在一定程度上随意地控制和矫正不正常的生理变化。在本质上它是一种学习过程。

二、填空题

1. 冲击疗法
2. 肌肉的紧张度　皮肤表面的温度　脑电波活动

三、选择题

【A1 型题】

1. B 2. D 3. B 4. A 5. B 6. B 7. B

【A2 型题】

8. B 9. C 10. A

【B1 型题】

11. C 12. E 13. D

四、问答题

1. 常用的行为治疗技术有哪些?

答:常用的行为治疗技术如下:

(1) 系统脱敏疗法:基本思想是治疗师帮助病人建立与不良行为反应相对抗的松弛条件反射,然后在接触引起这种行为的条件刺激中,将习得的放松状态用于抑制焦虑反应,使不良行为逐渐消退(脱敏),最终使不良行为得到矫正。

(2) 冲击疗法:又称为满灌疗法,其基本原则与系统脱敏法相反。例如治疗恐惧症,不是使病人按轻重程度逐渐面对所惧怕的情况,而是让病人一下子面对最高等级惧怕的情况,甚至过分地与惧怕的情况接触。由于惧怕刺激的"泛滥性"的来临,个体面对过分的惧怕刺激,恐惧反应可能会逐渐减轻,甚至最终消失。即使没有放松的过程,只要持久地让被治疗者暴露在惊恐刺激面前,惊恐反应也终究会自行耗尽。

(3) 厌恶疗法:是一种通过轻微的惩罚来消除适应不良行为的治疗方法。当某种适应不良行为即将出现或正在出现时,当即给予一定的痛苦刺激,如轻微的电击、针刺或催吐剂,使其产生厌恶的主观体验。经过反复实施,适应不良行为和厌恶体验就建立了一定的条件联系,以后当欲实施一定行为时,便立刻产生了厌恶体验。为了避免这种厌恶体验,病人只有终止或放弃原有的适应不良行为。

(4) 松弛疗法:是通过机体的主动放松使人体验到身心的舒适以调节因紧张反应所造成的紊乱的心理生理功能的一种行为疗法。常用的松弛疗法有渐进性肌肉放松、自主训练、冥想和瑜加等经典松弛疗法。

(5) 生物反馈疗法:是指在电子仪器帮助下,将身体内部的生物电活动加以放大,放大后的机体电活动信息以视觉(如仪表读数)或听觉(加蜂鸣音)形式呈现出来,使病人得以了解自身的机体状态,并学会在一定程度上随意地控制和矫正不正常的生理变化。

2. 简述系统脱敏的治疗程序。

答:系统脱敏的治疗程序如下:

(1) 设计和评定主观不适等级表。

(2) 松弛训练。

(3) 系统脱敏。

3. 简述生物反馈治疗的操作程序。

答:生物反馈治疗的操作程序如下:

(1) 向病人概要介绍生物反馈的原理。

(2) 测定几种常用的生理参数的基础值,确定最佳生物反馈训练方案。

(3) 实施训练,病人描述训练时的体验。每一次训练结束,让病人作主观等级评定。要布置家庭训练。

(汤艳清 周一芳)

三、认知治疗

(一) 理性情绪疗法的完整治疗模式

由 ABCDEF 六个部分组成:A:activating events,指发生的事件;B:beliefs,指人们对事件所持的观念或信念;C:emotional and behavioral consequences,指观念或信念所引起的情绪及行为后果;D:disputing irrational beliefs,指劝导干预;E:effect,指治疗或咨询效果;F:new feeling,指治疗或咨询后的新感觉。艾里斯认为,人们对事件的不合理信念(B)(想法看法或解释)才是真正引起情绪反应或行为后果(C)的原因。

(二) 非理性信念的三种基本形式

①自我完美信念;②公平世界信念;③自我中心信念。不合理观念常常具有三个特征:①绝对化;②过分概括化;③糟糕至极。

(三) 贝克认为,人们的认知建立在自己以往经验的态度和假设基础之上,错误思想常以“自动思维”的形式出现,即这些错误思想常是不知不觉地、习惯地进行,因而不易被认识到,不同的心理障碍有不同内容的认知歪曲。

(四) 负性自动思维的特征

①自动的,不经逻辑推理出现于脑内;②内容消极,常和不良情绪相互关联;③随时间地点而有变化,能为意识所觉察,具有认知过程的特征,为临床表现的一部分;④貌似真实,因为它是由功能失调性假设或图式派生而来的;⑤存在于意识边缘,稍纵即逝,可表现为语词性的和(或)形象性的;⑥存在的时间不定,但力量很大,并且不能由自己的意愿选择或排除;⑦蕴含着认知曲解,而当事人都信以为真,不认识它正是情绪痛苦的原因。

负性自动想法的消极性表现为三方面:一是消极看待自己,否定自己的成就、价值和能力;二是消极解释自己的经历和经验;三是消极看待未来,认为不只是现在、过去,未来也只有失败等着他。

(五) 贝克认知疗法中的歪曲认知形式

①非此即彼;②灾难化;③使不合格或打折扣;④情绪推理;⑤贴标签;⑥最大化/最小化;⑦精神过滤;⑧度人之心;⑨以偏概全;⑩个性化;⑪“应该”和“必须”陈述;⑫管状视力。

(六) 理性情绪疗法的治疗过程

①心理诊断阶段;②领悟阶段;③修通阶段:主动指导、教育和促进认知改变,以改善情绪;④再教育阶段。

理性情绪疗法的常用技术:与不合理的信念辩论的技术;合理的情绪想象技术;家庭作业和自我管理的技术。

习题

一、名词解释

图式

二、填空题

1. 功能失调性假设分三类:成就、________和控制。

2. 理性情绪疗法可以帮助个体达到以下目标:自我关怀;________、宽容、接受不确定性、变通性、参与、敢于尝试、________。

3. 心理治疗主要副作用可能是:①________,例如绝望或抑郁等;②________,如变的依赖治疗师，婚姻问题，或自我形象变差。

三、选择题

【A1 型题】(单句型最佳选择题)

1. 以下不属于不合理信念的特征的是

A. 绝对化　B. 过分概括化　C. 糟糕至极

D. 盲目听从　E. 灾难化

2. 以下对贝克的认知疗法认识错误的是

A. 治疗者采用同理的态度　B. 歪曲的认知建立在负性自动思维之上

C. 治疗者采用权威的方式　D. 心理障碍的产生源于歪曲的认知

E. 歪曲的认知常常绝对化灾难化

3. 符合理性情绪疗法的治疗过程包括

A. 心理诊断阶段—领悟阶段—修通阶段—再教育阶段

B. 心理诊断阶段—修通阶段—领悟阶段—再教育阶段

C. 心理诊断阶段—再教育阶段—修通阶段—领悟阶段

D. 心理诊断阶段—修通阶段—再教育阶段—领悟阶段

E. 修通阶段—领悟阶段—心理诊断阶段—再教育阶段

4. 以下不属于理性情绪疗法常用技术的是

A. 合理情绪想象技术　B. 识别功能失调性假设技术

C. 与不合理信念辩驳技术　D. 家庭作业和自我管理技术

E. 理性情绪疗法自助量表

5. 心理治疗时出现副作用的可能性大约为

A. 5%　B. 1%　C. 7%

D. 10%　E. 15%

四、问答题

1. 简述负性自动思维的特征及其消极性表现。

2. 简述理性情绪疗法的治疗过程及其常用技术。

3. 试介绍贝克认知疗法中的歪曲认知形式。

参考答案

一、名词解释

图式：指一个有组织、可重复的行为模式或心理结构，并影响人们看待世界的信念。

二、填空题

1. 接纳

2. 自我指导　自我接受

3. 现有问题恶化　出现新问题

三、选择题

1. D　2. C　3. A　4. B　5. A

四、问答题

1. 简述负性自动思维的特征及其消极性表现。

答：特征：①自动的，不经逻辑推理出现于脑内；②内容消极，常和不良情绪相互关联；③随时间地点而有变化，能为意识所觉察，具有认知过程的特征，为临床表现的一部分；④貌似真实，因为它是由功能失调性假设或图式派生而来的；⑤存在于意识边缘，稍纵即逝，可表现为语词性的和(或)形象性的；⑥存在的时间不定，但力量很大，并且不能由自己的意愿选择或排除；⑦蕴含着认知曲解，而当事人都信以为真，不认识它正是情绪痛苦的原因。

消极性表现：一是消极看待自己，否定自己的成就、价值和能力；二是消极解释自己的经历和经验；三是消极看待未来，认为不只是现在、过去，未来也只有失败等着他。

2. 简述理性情绪疗法的治疗过程及其常用技术。

答：治疗过程：①心理诊断阶段；②领悟阶段；③修通阶段：主动指导、教育和促进认知改变，以改善情绪；④再教育阶段。

常用技术：与不合理的信念辩论的技术；合理的情绪想象技术；家庭作业和自我管理的技术。

3. 试介绍贝克认知疗法中的歪曲认知形式。

答：①非此即彼；②灾难化；③使不合格或打折扣；④情绪推理；⑤贴标签；⑥最大化/最小化；⑦精神过滤；⑧度人之心；⑨以偏概全；⑩个性化；⑪“应该”和“必须”陈述；⑫管状视力。

(关念红)

四、以人为中心疗法

(一) 以人为中心疗法的人性观、理论主张

①罗杰斯认为人基本上是生活在自己的主观世界中的，人有一种与生俱来的自我成长倾向，即在适宜的环境下，人具有积极的成长的潜能，能自我探索，发现自己自我概念中的问题，有能力指导、调整和控制自己。②认为个体的心理问题是因为成长受阻造成的。③治疗要以来访者为中心，创造一个促使来访者自我发现、自我成长的环境和氛围，向来访者提供重新开始成长的机会和自由表达的空间，帮助来访者认识、理解、正视自己真实的情绪和需求，启发其潜能的释放，使之从否定自己的情绪或需求的状态转而接受自己，并依靠自身的成长、改变战胜不良的情绪、行为。

(二) 治疗的条件和氛围

①真诚一致(congruence)；②无条件积极关注(unconditional positive regard)；③共情(empathy)或设身处地的理解。

(三) 治疗关系

以人为中心取向的治疗者不太看重具体的治疗技术，认为对治疗效果影响最大的因素并非治疗师使用的治疗技术，而是治疗师的态度、特质和治疗关系。

(四) 治疗的七个阶段

①来访者还不愿意把有关自己的任何事情与别人沟通。②来访者刻板僵化的状态有所松转，可以和来访者讨论外界发生的事情，也可以谈论别的人。但是对自己的感情则仍然不认识或不承认。③来访者可以自由的谈论自己的事，单纯是把这些事当作客观对象。④来访者开始谈论深层的感情，但不是一些当前体验到的感情。⑤开始出现明显的改变和成长。来访者开始谈论自己当前的感情，但还不能正确地符号化。⑥来访者原来被否定和歪曲的经验现在更加自由地进入意识中，更加深入和充分地体验到当前的感情。来访者变得更加协调一致，真实和诚恳。⑦来访者可以不再需要治疗性谈话。来访者可以把治疗室中概括的经验带到现实世界中，不再需要治疗者。

(五) 以人为中心疗法适用于治疗有某种心理问题的正常人或轻度心理障碍患者。如人际关系问题，个人成长发展问题、社会适应不良、某些神经症的患者。

以人为中心疗法提出良好的治疗关系是治疗变化的要素，这已经成为现代治疗实践的共同基础。以人为中心疗法特别强调治疗者本人的人格和态度的作用，而不是方法技巧的运用。另外，在医学诊断方面，以人为中心疗法不主张对障碍进行分类，有排斥诊断和评估的倾向，这可能妨碍了其在临床实践中的应用。

习题

一、名词解释

共情

二、填空题

1. 治疗要以________为中心。

2. 以人为中心疗法特别强调________的人格和态度的作用，而不是________的运用。

三、选择题

【A1 型题】(单句型最佳选择题)

1. 以人为中心疗法的提出者是

A. 斯金纳　　B. 罗杰斯　　C. 森田正马

D. 荣格　　E. 弗洛伊德

2. 以人为中心疗法中咨询师所扮演的角色是

A. 信使　　B. 顾问　　C. 教练

D. 无鲜明角色特征　　E. 指导者

3. 以下不属于以人为中心疗法的适应证的是

A. 精神分裂症　　B. 人际关系问题　　C. 焦虑症

D. 强迫症　　E. 适应障碍

四、问答题

1. 简述以人为中心疗法的人性观。

2. 简述以人为中心疗法所提倡的治疗性氛围和条件。

3. 简述以人为中心疗法的七个过程的特点。

参考答案

一、名词解释

共情：是指治疗者能将心比心、设身处地地理解来访者。

二、填空题

1. 来访者

2. 治疗师　方法技巧

三、选择题

1. B　　2. D　　3. A

四、问答题

1. 简述以人为中心疗法的人性观。

答：罗杰斯认为人有一种与生俱来的自我成长倾向，即在适宜的环境下，人具有积极的成长的潜能,能自我探索,发现自己自我概念中的问题,有能力指导、调整和控制自己。

2. 简述以人为中心疗法所提倡的治疗性氛围和条件。

答:真诚一致、无条件积极关注、共情。

3. 简述以人为中心疗法的七个过程的特点。

答:第一个阶段,此时来访者还不愿意把有关自己的任何事情与别人沟通。

第二个阶段,来访者刻板僵化的状态有所松转,可以和来访者讨论外界发生的事情,也可以谈论别的人。但是对自己的感情则仍然不认识或不承认。

第三个阶段,来访者可以自由的谈论自己的事,单纯是把这些事当作客观对象。

第四个阶段,来访者开始谈论深层的感情,但不是一些当前体验到的感情。

第五个阶段,开始出现明显的改变和成长。来访者开始谈论自己当前的感情,但还不能正确地符号化。

第六个阶段,来访者身上发生了重大的变化、成长。原来被否定和歪曲的经验现在更加自由地进入意识。

第七个阶段,来访者可以不再需要治疗性谈话。

(曾 勇 刘 芳)

五、森田疗法

(一) 森田疗法

是 20 世纪 20 年代由日本的森田正马教授(1874—1938)创立的治疗神经症的一种心理治疗方法。

(二) 森田疗法的理论基础

1. 神经质理论 森田的神经质理论认为,神经质的倾向是自我内省、理智、疑病的,这种倾向任何人都有,而这种倾向强烈者才是神经质。

2. 疑病性素质 森田把神经症的发病基础称为疑病性素质。他认为具有这种素质的人对自己的心身过分地担心,在某种情况下,把任何人都常有的感受、情绪、想法过分地认为是病态,并对之苦恼、倾注,尽管实际上什么病也没有,却主观上渐渐构成病。

3. 生的欲望和死的恐惧 森田认为神经质的人"生的欲望"过分强烈,他所指的生的欲望包括从自我保存、食欲等本能的,到想获得被人们的承认、向上发展的那种社会心理的欲望。而死的恐惧中包括在对欲望追求的同时,怕引起失败,对死及疾病的恐惧,怕具有心理价值的东西失去等。这种恐惧可以称为焦虑。

4. 精神交互作用和思想矛盾 精神交互作用是指在疑病基础上所产生的某种感觉,由于注意力的集中使此种感觉更加敏感,过敏的感觉使注意力更加集中并逐渐固定,从而形成症状和疾病。思想矛盾是指人的主、客观,情感与理智,理解与体验之间常有的矛盾。精神交互作用和思想矛盾在神经症的发病中占有重要地位。

(三) 森田疗法的重点

在于陶冶疑病性素质,打破精神交互作用,消除思想矛盾。

(四) 森田疗法的治疗原则

1. "顺其自然"的治疗原则 "顺其自然"在森田疗法的理论中是指对出现的情绪和症状不在乎,要着眼于自己的目的去做应该做的事情。森田疗法首先要求来访者对症状要承认现实,不必强求改变,要顺其自然。因此,对来访者的苦闷、烦恼情绪不加劝慰,任其发展到顶点,也就不再苦闷烦恼了。

2. “为所当为”的治疗原则 “为所当为”是要求来访者做自己应该做的事情，坚持日常的工作和学习，无论自己的心情如何，这是森田疗法最关键的措施。森田疗法要求神经症来访者通过治疗，学习顺其自然的态度，不去控制不可控制之事，如人的情感；但要注意为所当为，即控制那些可以控制之事，如人的行动。

（五）森田疗法的治疗方法

包括住院式森田疗法和门诊式森田疗法。

（六）森田疗法的适应证

森田疗法适用的年龄为15~40岁。森田疗法的适应证包括强迫症、疑病症、焦虑性神经症和自主神经功能紊乱。抑郁神经症最好合用药物治疗。

习题

一、名词解释

森田疗法

二、填空题

1. 森田疗法的治疗原则包括________的治疗原则和________的治疗原则。
2. 森田疗法的治疗方法包括________和________。

三、选择题

【A1型题】（单句型最佳选择题）

1. 关于森田疗法的理论基础，**不正确**的是

A. 神经质理论　　B. 疑病性素质
C. 生的恐惧和死的欲望　　D. 精神交互作用和思想矛盾
E. 思想矛盾

2. 森田疗法的适应证**不包括**

A. 强迫症　　B. 躁狂症　　C. 疑病症
D. 自主神经功能紊乱　　E. 焦虑性神经症

3. “顺其自然，为所当为”是哪项心理疗法的治疗原则

A. 精神分析　　B. 行为疗法　　C. 认知疗法
D. 森田疗法　　E. 来访者中心疗法

四、问答题

简述森田疗法的治疗原则。

参考答案

一、名词解释

森田疗法：是20世纪20年代由日本的森田正马教授创立的治疗神经症的一种心理治疗方法。这是一种超越言语和理性的治疗方法，有其独特的理论基础。

二、填空题

1. 顺其自然 为所当为

2. 住院式　门诊式

三、选择题

1. C　　2. B　　3. D

四、问答题

简述森田疗法的治疗原则。

答：森田疗法的治疗原则可概括为如下两点：

(1)“顺其自然”的治疗原则：顺其自然的主要含义是病人要老老实实地接受症状的存在及与之相伴随的苦恼焦虑，认识到对它抵抗或用任何手段回避、压制都是徒劳的。

(2)“为所当为”的治疗原则：病人要靠原来就存在的求生愿望进行建设性的活动，即一面接受症状的现状不予抵抗，一面进行正常工作和学习活动。总的来说，是要病人不把症状(躯体的、精神的)当作身心的异物，对它不加排除和压抑。这样就破除了精神交互作用，症状也因而减轻以至消失。

(杜玉凤　马　璐)

六、暗示和催眠疗法

(一) 暗示疗法

1. 概况　暗示疗法(suggestion therapy)是指治疗师有意识地使用暗示去影响或改变个体的行为，以消除或减轻疾病症状的方法。对暗示治疗来说，接受暗示的条件一是病人对暗示的敏感性，二是治疗师的权威性。暗示的敏感性和权威性是相互影响的，它们使暗示在人们不知不觉中产生作用。同时人也具有反暗示的能力。一般说，人的可暗示性有三道防线：一是逻辑防线；二是感情防线；三是伦理防线。暗示疗法要与这三道防线协调，引起心理上的共鸣。

2. 方法　暗示治疗可利用的方法很多，有随意性暗示和命令性暗示、肯定暗示和否定暗示、直接暗示和间接暗示、言语暗示和非言语暗示等。暗示治疗既可在催眠状态，也可在觉醒状态进行。觉醒状态的暗示又可分为自我暗示和他人暗示。采用暗示治疗的原理：①建立和谐与合作的关系；②重复暗示；③反作用定律；④支配效应定律；⑤个体化原理。

(二) 催眠疗法

1. 概况　催眠疗法(hypnotherapy)是借助暗示使病人进入一种特殊的意识状态，控制病人的心身活动，从而解除和治疗病人的心身问题的心理疗法。关于催眠，许多学者从心理学、生理学的角度提出许多理论假说，有南锡学派的暗示说，Charcot 医生的病理性神经活动的产物说，精神分析的精神倒退解释，Ernest Higard 的分离现象，巴甫洛夫的条件反射说。

催眠之所以能够成为一种治疗技术，是因为：第一，催眠与自然睡眠一样，是大脑的保护性抑制，是神经系统得到休息并恢复其张力的一种重要方法；第二，催眠通过激活或关闭特定的脑区，对整合信息进行筛选和解释，使机体接受催眠师提供的信息，从而达到改变认知和消除疾病的目的。

2. 方法　一般来说，催眠疗效如何在很大程度上取决于病人的催眠感受性。因此，首先要进行催眠感受性测试。其次采用放松法、凝视法、倾听法、抚摩法、观念运动等方法诱导催眠。催眠治疗成效如何在于病人的参与，譬如病人的期望、非言语反馈和言语交流。催眠治疗即将结束要将病人唤醒。唤醒的过程要按程序进行。

习题

一、名词解释

1. 暗示疗法

2. 催眠疗法

二、填空题

1. 人的可暗示性有三道防线，一是逻辑防线；二是________，对于不能达到创造信任感和安全感的一律挡驾；三是________，对与个人的道德原则相矛盾的暗示不接受。

2. 南锡学派提出催眠是受________而产生的一种现象，精神分析对催眠的解释是一种________的表现。

三、选择题

1. 暗示强调想象而不求助意志来引起治疗变化是根据

A. 个体化原理　B. 支配效应定律

C. 反作用定律　D. 重复暗示

E. 建立和谐与合作的关系

2. 对暗示治疗来说，接受暗示的条件是

A. 暗示治疗场所的隐蔽性　B. 治疗师对暗示的敏感性

C. 病人对暗示的敏感性　D. 可有一定的事前沟通

E. 熟悉所发生暗示事件的环境

3. 在心理学历史上，最早施行催眠疗法的是

A. Mesmer　B. Braid　C. Freud

D. Pavlov　E. Thorne

4. 催眠与睡眠的区别在于

A. 睡眠是高级神经中枢的一种选择性抑制　B. 催眠是高级神经中枢的一种选择性抑制

C. 催眠是高级神经中枢的弥漫性抑制　D. 睡眠不是高级神经中枢的弥漫性抑制

E. 催眠是脑的神经节细胞的兴奋

5. 以下哪种疾病不是催眠疗法的适应证

A. 癔症　B. 精神分裂症　C. 睡眠障碍

D. 神经症　E. 不良行为

四、问答题

简述暗示疗法依据的暗示心理原理。

参考答案

一、名词解释

1. 暗示疗法：是指治疗师有意识地使用暗示去影响或改变个体的行为，以消除或减轻疾病症状的方法。

2. 催眠疗法：是借助暗示使病人进入一种特殊的意识状态，控制病人的心身活动，从而解除和治疗病人的心身问题的心理疗法。

二、填空题

1. 感情防线　伦理防线

2. 暗示　精神倒退

三、选择题

1. C　2. C　3. A　4. B　5. B

四、问答题

简述暗示疗法依据的暗示心理原理。

答:(1) 建立和谐与合作的关系:以温暖、理解、关心和尊重的方式与病人相处会减弱防御并产生暗示所需的信任气氛。

(2) 重复暗示:反复集中注意于一个目标或想法,它就趋于实现。

(3) 反作用定律:是指个人越是有意识地努力做某件事就越难获得成功。

(4) 支配效应定律:强烈的情绪倾向往往比微弱的情绪有优先权。因此,把暗示与优势情绪相联系会更有效。

(5) 个体化原理:暗示治疗要考虑病人的自我概念、人格、价值观、兴趣和爱好等因素,灵活运用暗示。

(杜玉凤　马　璐)

七、家庭治疗

【概况】

家庭治疗(family therapy)是以家庭为干预单位,通过会谈、行为作业及其他非言语技术去改变家庭成员间不良的互动方式,进而从根本上解决个人的问题、消除心理病理现象、促进个体和家庭系统功能的一类心理治疗方法。

个体治疗取向的治疗模式以个人问题为重心,重点收集与来访者有关或来访者所陈述的资料;家庭治疗会细致地探讨该来访者重要生活脉络之间的互动关系,详尽地收集家庭中发生的事件。治疗师通过家庭会谈,可以观察到来访者与重要家庭成员之间的互动模式、亲密性以及各种冲突表现,了解其他家庭成员对来访者症状(烦恼、行为问题)产生的解释和看法,寻找导致或维持问题的家庭系统的原因,并在此基础上通过扰动整个家庭系统来达到治疗作用。

家庭治疗的优点:①整体观念,多层次、全方位看问题,避免片面性;②价值取向从病理心理学到积极心理学;③发展观,避免静止看问题、只看横断面的问题;④工作重心从矫治缺陷到动员、发展资源,重视预防与康复。

【方法】

(一) 家庭治疗中的一些基本概念

1. 索引患者(index patient, IP)　也可称为"被确认患者"(identified patient)呈现的问题是家庭成员相互作用的结果,家庭本身才是"病人"。

2. 中立(neutrality)　最早由系统式流派的米兰小组提出。狭义的中立是指治疗师在治疗过程中不偏向于家庭中的任何一方、或不与任何一方"结盟",与各方都保持"动态的等距离"。广义的中立还包括治疗师对于导致疾病发生的假设保持动态的、开放的视角和态度,对于患者症状的改善保持平和的心态,不急不恼、循序渐进、有条不紊地实施治疗。

3. 资源取向和"缺陷取向"相对　指在家庭治疗中减少对过去"障碍""病态"的关注,通过理解症状的功能意义,将视野扩展到"病人"所拥有的健康资源,促成患者主动影响症状的责任能力,将患者和家庭引向未来的新生活模式。

4. 家谱图(family diagram) 以图的形式描述家庭症状呈现者从祖父母到本人三代人的血亲关系和婚姻关系。

(二) 一般治疗程序

1. 接案—治疗准备阶段 澄清转诊背景、达成治疗协议、建立起初步的治疗关系。

2. 治疗阶段 探索问题背景和家庭关系现实、建立治疗焦点、形成假设、规划治疗目标与任务。

3. 结束阶段。

(三) 言语性干预技术

1. 循环提问(circular questioning) 系统家庭治疗中最重要的提问技术,也成为"循环催眠"。就是同一个问题,轮流反复地请参与的家庭成员回答。

2. 差异性提问(difference-making questioning) 即询问在不同情景下症状发生的频率和严重程度是否有差异,从而使当事人受到启示—症状性行为的出现是有条件性的。尤其注意提问"例外情况"。

3. 假设提问(hypothetical questioning) 基于对家庭背景的了解,治疗师从多个角度提出对症状发生原因进行假设的提问,这类提问主要指向过去。

4. 前馈提问(feed-forward questioning) 未来取向的提问,通过刺激家庭形成对于未来的人、事、行为、关系等的计划,将对病态行为的积极赋义投射到将来,故意诱导这些计划成为将会"自我应验的预言"。

5. 积极赋义(positive connotation)和改释(reframing) 是一种帮助家庭成员改变看待问题角度和观念的技术,即对当前的症状和问题从积极的方面重新进行描述,挖掘症状积极、有利的一面,放弃指责的态度。

(三) 适应证及评价

家庭治疗对于儿童青少年的非精神病性障碍往往有明确指征,一般要作为基础性的治疗,如亲子冲突、学习困难、厌学、交友问题、情绪行为问题、躯体化症状、进食障碍等;此外,也适用于婚恋关系问题的咨询;对于成年人和精神病性患者,家庭治疗也是一种有益的补充。家庭治疗的适用范围还包括:

(1) 家庭人际关系冲突,特别是通过个体治疗不能解决的人际冲突;

(2) 在某个家庭成员呈现"症状",但反映家庭系统有问题;

(3) 个别心理治疗没有达到预期在家庭治疗中应有的效果;

(4) 家庭对个体治疗起到了阻碍作用;

(5) 家庭对于患病成员的忽视或过分焦虑;

(6) 家庭中有一个反复复发、慢性化精神疾病病人的家庭。

禁忌证包括重性精神病发作期、偏执性人格障碍、性虐待等。

家庭治疗的不足在于:当来访者文化水平较低,或难以理解治疗师的意图时,较难取得效果;有的治疗模式并不提供确定的"解决方案",易使求助者产生失望情绪。

习题

一、名词解释

索引患者(index patient,IP)

二、选择题

【A1 型题】(单句型最佳选择题)

1. 以下哪一条不属于家庭治疗的优点

A. 整体观念　　B. 注重病理心理学
C. 关注人际系统心理健康　　D. 发展观
E. 注重预防

2. 以下哪项属于家庭治疗师的临床思维

A. 注重单向干预个体　　B. 系统思维　　C. 缺陷取向
D. 病理取向　　E. 缺陷取向

3. 系统家庭治疗是

A. 长间隔的长程治疗　　B. 短间隔的长程治疗
C. 短间隔的短程治疗　　D. 长间隔的短程治疗
E. 一次性的治疗

4. 以下属于非言语性干预技术的是

A. 差异性提问　　B. 家庭雕塑　　C. 积极赋义和解释
D. 假设提问　　E. 循环提问

5. 以下疾病中不能首选家庭治疗的是

A. 亲子冲突　　B. 夫妻与婚姻冲突　　C. 性虐待
D. 精神病性障碍恢复期　　E. 青少年行为问题

【A2 型题】(病例摘要型最佳选择题)

6. 9 岁小学三年级男生,既往在校学习优异、和同学交往好,乐观开朗。近 3 月来性格发生变化,在校沉默寡言,上课注意力不能集中,作业质量下降,并不时表示不愿意上学并诉头痛,已在当地医院反复检查就诊排外器质性疾病。近半年来父母关系不佳并逐渐恶化,时常争吵,甚至提到离婚。以下哪种治疗是该患者的首选治疗方法

A. 家庭治疗　　B. 系统脱敏治疗　　C. 认知治疗
D. 精神分析　　E. 只需要服用抗抑郁药

【B1 型题】(标准配伍题)

(7~8 题共用备选答案)

A. 循环提问　　B. 差异性提问　　C. 假设提问
D. 前馈提问　　E. 积极赋义

7. 可以作为其他提问方法基本形式的提问是

8. 指向过去、对症状发生原因进行推测的方法是

三、问答题

1. 家庭治疗的非言语性干预技术有哪些?

2. 家庭治疗的一般治疗程序是怎样进行的?

参考答案

一、名词解释

索引患者(index patient,IP):也可称为“被确认患者”(identified patient)呈现的问题是家庭成

员相互作用的结果,家庭本身才是“病人” ——问题系统。改变病态现象不能单从治疗个人成员着手,而应以整个家庭系统为对象,通过会谈和行为作业传达信息,以影响家庭结构、交流和认知特点(家庭认识论),改善人际关系。

二、选择题

1. B 2. B 3. D 4. B 5. C 6. A 7. A 8. C

三、问答题

1. 家庭治疗的非言语性干预技术有哪些?

答:(1) 艺术性治疗:指在治疗中使用摆身体姿势、讲故事、演戏剧、绘画、舞蹈等治疗形式,使得家庭成员更直观地、感性地去洞察自身家庭的关系模式,更清晰地看到自己,从而产生新的体验和认知。艺术性治疗方法往往比单纯的语言沟通更直观和有效。常用的技术包括如家庭雕塑(family sculpture)、“星座排列”、心理剧、绘画分析等。

(2) 设置边界是指治疗师打开或关闭家庭亚系统之间或家庭与其他社会系统的界线,以维护系统内部既相互依赖、又相对独立的平衡,保证家庭功能良好。对于过于缠结、分化不足的家庭,需要强化个体间的界限。如在治疗现场,治疗师会邀请紧贴母亲的儿子移到另外一个位置上,把夫妻子系统与孩子之间的边界设定得更明晰。

(3) 外化技术来自于叙事治疗的治疗技术:该技术的第一步就是给问题取个名字,主要理念是将问题和个人分开,更方便探索问题带来的影响、以及和家庭成员之间的关系,以使得治疗师和家庭更清晰地了解困扰家庭的问题。如患儿将自己反复心慌的症状外化为“一颗变形的毛绒心”,治疗现场可以使用道具代表这颗“心”,并把它放在单独的一把椅子上。

(4) 家庭作业(homework assignment):治疗师为了将干预效应延续至访谈后,留给家庭较长的间歇期(可长达数周左右),使其有较充裕的时间发生变化。

1) 悖论(反常)干预(paradoxical intervention)与症状处方(symptom-prescription)。

2) 单、双日作业(homework for odd-numbered and even-numbered days):要家庭在星期一、三、五和星期二、四、六作出截然不同的行为。

3) 记秘密红账(keeping merit-accounts):针对“缺陷取向”的行为如“记黑账”“说坏话”而设计。令家庭成员秘密地相互记录对方(或其他人)的,不准记坏表现和症状,直到下次会谈时才由治疗师当众宣读。

2. 家庭治疗的一般治疗程序是怎样进行的?

答:(1) 接案—治疗准备阶段

1) 澄清转诊背景;

2) 达成治疗协议;

3) 建立起初步的治疗关系。

(2) 治疗阶段

1) 探索问题背景和家庭关系现实;

2) 建立治疗焦点;

3) 形成假设;

4) 规划治疗目标与任务。

(3) 结束治疗:通过一系列的家庭访谈和治疗性作业,家庭问题已得到“改释”,成员间的交流已趋明晰而有效,家庭成员独立性得到发展,关于家庭的未来景象形成了共识,发展了新的有效的应付机制,即可结束家庭治疗。

(4) 治疗的时间安排：系统家庭治疗是“长间隔的短程治疗”。治疗师每隔一段时间，与来诊家庭中的成员一起面谈。每次历时 60~90 分钟。总访谈次数一般在 6~12 次。

（康传媛）

八、团体治疗

(一) 团体心理治疗(group psychotherapy)

是一种由治疗者有目的地把有共同目的或同类心理问题的人组成一个团体，在团体情境中通过建立特殊关系和谈话达到治疗目的的心理治疗形式。

(二) 与个体心理治疗相比，团体心理治疗的侧重点有所不同，以及具备一些个体心理治疗不具备的优势。在团体心理治疗中，人际互动有着更大的广度，来访者能够得到更丰富、饱满的体验，在互动当中体会到温暖、接纳。个体心理治疗擅长解决个体成长、情绪等方面的深层问题，而团体心理治疗在解决人际关系问题上具有优势，同时，团体心理治疗也是一种省时省力、高效率的治疗方式。

(三) 团体心理治疗的治疗机制

包括以下几个方面：

1. 团体的情感支持　①被他人接纳；②倾诉与发泄；③共性的发现；④树立信心和希望。
2. 团体的相互学习。
3. 团体的正性体验。
4. 学习团体的性质与系统。
5. 重复和矫正与“原本家庭的经验”。
6. 支持体验“情感矫正经验”。

(四) 团体心理治疗方法

大致可以分为两类：①着重于个体作用的团体心理治疗例如团体松弛训练、支持疗法；②着重于团体作用的团体心理治疗，例如 T 小组技术、相遇技术、心理剧技术、格式塔小组。

(五) 团体心理治疗的适应范围

包括：神经症或神经症性反应，如各种社交焦虑或社交恐怖；轻度的人格障碍，特别是人际关系敏感或有交往缺陷者；青少年心理与行为障碍；心身疾病，尤其是各种慢性躯体疾病患者；重性精神疾病缓解期，特别是社区中的康复期患者；各种应激性及适应性问题等。

(六) 团体心理治疗本身就是在一个充满人际互动的环境中进行的，参与者待在这样的环境中能得到他人的滋养，以及通过模仿、训练等方法来改善人际关系问题，这种改变很容易迁移到日常生活当中。团体心理治疗已成为躯体疾病生物 - 心理 - 社会医学模式的一个重要组成部分。但是，团体心理治疗也存在针对性较低，较少探索个人深层问题，难以照顾各异的个体，私密性难以保障，不容易进行量化、控制研究等问题。

习题

一、名词解释

团体心理治疗

二、填空题

1. 团体心理治疗始于________(人名)。

2. 团体心理治疗的类型一般分为________和________。

三、选择题

【A1 型题】(单句型最佳选择题)

1. 以下求助者中**不适合**使用团体治疗的是
 A. 轻度人格障碍患者 B. 社交焦虑症患者
 C. 希望探索自身潜意识的求助者 D. 与父母关系糟糕的求助者
 E. 青少年行为问题

2. 团体心理治疗方法中着重于个体作用的治疗是
 A. 团体松弛训练 B. T 小组技术
 C. 心理剧技术 D. 格式塔小组
 E. 相遇技术

3. 团体心理治疗的治疗机制中团体的情感支持**不包括**
 A. 被他人接纳 B. 倾诉与发泄
 C. 树立信心和希望 D. 支持体验"情感矫正经验"
 E. 团体的正性体验

四、问答题

1. 简述团体治疗中的阶段。
2. 简述团体治疗的治疗机制。
3. 常见的团体治疗形式有哪些?

参考答案

一、名词解释

团体心理治疗:团体心理治疗是一种由治疗者有目的地把有共同目的或同类心理问题的人组成一个团体,在团体情境中通过建立特殊关系和谈话达到治疗目的的心理治疗形式。

二、填空题

1. 普拉特
2. 重于个体作用的团体心理治疗 重于团体作用的团体心理治疗

三、选择题

1. C 2. A 3. D

四、问答题

1. 简述团体治疗中的阶段。

答:初始阶段、过渡阶段、工作阶段、结束阶段。

2. 简述团体治疗的治疗机制。

答:团体的情感支持、团体的相互学习、团体的正性体验、学习团体的性质与系统、重复与矫正与"原本家庭经验"、支持体验"情感矫正经验"。

3. 常见的团体治疗形式有哪些?

答:T 小组技术、相遇技术、心理剧技术、格式塔小组等。

(曾 勇 刘 芳)

九、正念疗法

（一）概述

1. 正念的源流 正念源自根本佛教的八正道即正见，正志，正语，正业，正命，正方便，正念，正定。正念的本意是全神贯注对目标保持清楚的觉知。此即正念的本质。

2. 正念（mindfulness） 一种觉知力，是通过有目的地将注意力集中于当下，不加评判地觉知一个又一个瞬间所呈现的体验，而涌现出的一种觉知力，而且注意到这种觉知力的练习过程中对身心所起到的减压放松作用。正念的核心在于两点：一是将注意力集中于当下；二是对当下所呈现的所有观念均不作评价。即培养一种对此时此地的觉知力，并且保持一个开放和接纳的态度。

3. 正念为何具有疗愈症状的作用 让心理总处于注意眼前发生事情的状态，并不容易做到，因为人的习性反应所致，对快乐的追求和痛苦的回避，使人总是处于一种焦虑和痛苦当中。使心理处于正念状态，能够把人从痛苦的思维、情绪中抽离出来，减轻症状造成的伤害。这被称为去中心化过程。这种方式在应对压力的过程中非常重要，是一个次级加工过程而不是初级加工过程。正念的这种从意识加工内容到意识加工过程的转变会带来许多的变化，包括自我调控，价值澄清，增加认知情感和行为的灵活性，和暴露。这些机制能够使意识从僵化的关于自己和世界的框架中解脱出来。当正念的意识状态能够建立起来时，一个人能对他的环境进行重新的定位，能够产生心理弹性。正念训练可使患者的意识功能变得更强大，如注意稳定、觉知清晰，能接纳和承受痛苦，化解冲突和超越障碍的柔软心态，使思维从冲突和障碍中解脱出来。

4. 正念的心理机制 正念强调对此时此刻内外部刺激的持续注意和不评判接纳。在这个过程中，个体的感知觉敏感性和注意、记忆能力以及情绪状态、情绪调节能力等也将发生显著变化。

(1) 感知觉：正念过程中，人们的基本感知觉能力发生了变化，即表现为对不良刺激感受性降低，更能容忍和接纳内外部环境。

(2) 注意：正念训练可以显著提高儿童和成年人的注意力，从而达到改善个体认知功能的目的。

(3) 记忆：正念过程中个体的记忆能力也发生了改变。

(4) 情绪：正念与个体的情绪状态和情绪调节能力紧密相关。正念可以通过增加个体的积极情绪体验、减少消极情绪体验来提高主观幸福感和生活质量水平。它还可以增强个体的共情能力，减少侵犯性行为。

（二）方法

1. 正念减压疗法 卡巴金以正念为理论基础发展出正念减压疗法（mindfulness-based stress reduction，MBSR）。

MBSR 采取的是连续 8~10 周，每周 1 次的团体训练课程形式，每个团体不超过 30 人，每次 2.5~3h，不仅实际练习正念禅修，也讨论如何以正念和平等心来面对与处理生活中的压力和自身疾病，并在第六周进行一整天约 7~8h 的全程禁语的密集型正念禅修。具体练习有 45min 的身体感受扫描以及坐禅（以端坐的方式观察呼吸的感受）、行禅（在日常的走路、站立和吃饭等活动过程中保持正念）等。

2. 正念减压疗法的基本技术

(1) 静坐冥想：是正念训练最核心、最基本、最主要的技术，包括正念呼吸、正念身体、正念声音、正念想法四个方面，它们是循序渐进的过程。

(2) 身体扫描:练习者闭上眼睛,按照一定的顺序(从头到脚或从脚到头)逐个扫描并觉知不同身体部位的感受,旨在精细觉知身体的每一个部位。

(3) 行禅:是在行走之中进行的正念训练。练习时,将注意力集中在脚部,注意脚底与地面接触的感觉,注意行走中脚的抬起、移动、放下,注意脚部、小腿等部位的各种感觉。整个过程自然地呼吸,不加控制。

(4) 三分钟呼吸空间:三分钟呼吸空间是在练习中,练习者采用坐姿,闭上双眼,体验此时此刻的想法、情绪状态、身体的各种感觉。

(5) 正念瑜伽:正念瑜伽整合了正念训练和瑜伽,它不追求动作姿势的完美,而是强调在练习瑜伽的过程中体验运动和拉伸的躯体感觉。

3. 正念认知疗法(mindfulness based cognitive therapy, MBCT) 是美国 Segal, Willams 和 Teasdale 等心理治疗师人将 MBSR 改进后引入认知疗法而形成的,主要用于抑郁症和抑郁症复发治疗。MBCT 采用的也是 8 周的集体治疗方式,包括静坐冥想和行禅、身体扫描、三分钟呼吸空间、认知记录等练习。他们认为正念的核心在于:以一种不评价、接受和觉知当下的态度,来应对令人厌恶的认知、感受和情感的能力。

4. 辩证行为疗法(dialectical behavior therapy, DBT) 由莱茵汉(M.Linehan)创立的用来治疗边缘型人格障碍的治疗方法。M.Linehan 在构建其专门针对边缘型人格障碍患者(BPD)的辩证行为治疗时,将正念禅修作为其中的重要内容之一。其认为 BPD 患者对情感有病态恐惧,他们因太过害怕自己的消极情感,故常急于采用一些适应不良的方式加以避免,因此正念禅修正可以帮助他们提高对消极感受的耐受力,从而减少冲动,提升有效应对能力。正念禅修可作为创伤治疗的重要辅助手段,其中的身体扫描等技术已成为创伤治疗的基础——稳定化技术之一。

5. 纳与承诺疗法(acceptance and commitment therapy, ACT) 是本世纪初由美国的斯蒂文·海斯(Steven Hayes)创立的新一代认知行为疗法。在 ACT 的理论和实践技术中融合了很多东方文化,特别是佛学、禅宗的概念。ACT 将人类心理问题的核心根源归纳为四个方面,缩写为 FEAR。分别是思维融合(fusion with thoughts),经验评价(evaluation of experience),经验回避(avoidance of experience)和行为解释(reason-giving for behavior)。ACT 的心理治疗技术是一个六边心理治疗的模型,通过接纳放下、认知解离、接触当下、观察自我、澄清价值、承诺行动六个方面,提高心理灵活性;帮助来访者选择符合自己价值观的行为改变,对自己的行动负责,支持有效的基于价值观的生活。

(三) 适应证与评价

正念疗法在临床治疗、医疗和发展性应用中成效显著。正念减压疗法(MBSR)的疗效已得到非常多的研究所证实,不仅用于高压力人群如慢性疾病儿童的照顾者的减压,也用于心理疾患的治疗。尽管对于正念禅修的实验研究已经得出一些有益的结果,但对于正念禅修的研究仍然处于初期阶段。正念禅修的适应证和适用人群,仍然是一个值得进一步探索的领域。

习题

一、名词解释

1. 正念
2. 正念减压疗法
3. ACT

二、选择题

【A1 型题】(单句型最佳选择题)

以下不是正念的心理机制的是

A. 感知觉　　B. 注意　　C. 记忆

D. 情绪　　E. 人格

三、问答题

试述对正念的理解。

参考答案

一、名词解释

1. 正念:一种觉知力,是通过有目的地将注意力集中于当下,不加评判地觉知一个又一个瞬间所呈现的体验,而涌现出的一种觉知力,而且注意到这种觉知力的练习过程中对身心所起到的减压放松作用。

2. 正念减压疗法:卡巴金以正念为理论基础发展出正念减压疗法(mindfulness-based stress reduction,MBSR)。MBSR 采取的是连续 8~10 周,每周 1 次的团体训练课程形式,每个团体不超过 30 人,每次 2.5~3h,不仅实际练习正念禅修,也讨论如何以正念和平等心来面对与处理生活中的压力和自身疾病,并在第六周进行一整天约 7~8 小时的全程禁语的密集型正念禅修。

3. ACT:即接纳与承诺疗法,是由 Linhan 等创立的新一代认知行为疗法。ACT 通过接纳放下、认知解离、接触当下、观察自我、澄清价值、承诺行动六个方面,提高心理灵活性;帮助来访者选择符合自己价值观的行为改变,对自己的行动负责,支持有效的基于价值观的生活。

二、选择题

【A1 型题】

E

三、问答题

试述对正念的理解。

答:一种觉知力,是通过有目的地将注意力集中于当下,不加评判地觉知一个又一个瞬间所呈现的体验,而涌现出的一种觉知力,而且注意到这种觉知力的练习过程中对身心所起到的减压放松作用。正念的核心在于两点:一是将注意力集中于当下;二是对当下所呈现的所有观念均不作评价。即培养一种对此时此地的觉知力,并且保持一个开放和接纳的态度。

(傅文青)

十、其他疗法

(一) 积极心理干预

1. 积极心理干预(positive psychological interventions,PPI) 是一种以积极心理学为指导的心理疗法,被定义为有意识地增加正面状态的认知或行为(如积极情绪,对生活的满意度),而不是减少负面状态(如抑郁,焦虑)的活动,也就是通过有意向的活动培养积极的态度、积极的行为或积极的认知,以增强幸福感而改善抑郁症状。

2. PPI 通常分为七类形式:品尝式经历、学习感恩和表达谢意、练习善意的行为、以追求生命意义为导向的活动、建立对未来的希望、识别和运用自己的优点、建立对自我和他人的同情心。

3. 常用的干预手段包括：建立积极的关系、设立积极的目标、强化积极的经验、见诸积极的行动、探索改变的意义等。

4. Seligman 的积极心理治疗总时长为 6 周：第一周：识别和发挥自己的优点；第二周：记录三个愉快的事件；第三周：写感谢信；第四周：学习有意识地品尝；第五周：积极、有建设性地回应；第六周：总结人生。

5. PPI 是一种可行性和耐受性较好的心理治疗，患者接受度高，总体疗效明确，但 PPI 的个体化差异很大，人们需要时间来确定哪些治疗方式以及治疗的频率适合自己。动机水平、活动偏好、文化差异，对于幸福的信仰以及幸福的基准水平都在不同的程度上影响着 PPI 在个人应用上的发挥。

6. 在临床领域里，PPI 被报道适用于以下疾病：抑郁症、精神分裂症、戒烟、、情感障碍（特别是伴有自杀观念和自杀行为者）、慢性疼痛等。

（二）人际心理治疗

1. 人际心理治疗（interpersonal psychotherapy，IPT） 是一种短期的、具可操作性的心理治疗，旨在减轻患者心理上的痛苦并改善患者的人际交往。IPT 专注于人际关系，通过引起人际关系变化和帮助症状康复等手段，以帮助患者改善人际关系，并帮助患者更加清楚自身需要怎样的情感和实际支持。IPT 还帮助患者改善他们的社会支持系统，以便更好地管理他们目前的人际关系。

IPT 最初是在针对抑郁症治疗的研究背景下开发的，并于 20 世纪 70 年代由美国哈佛大学医学院精神医学教授 GeraldL.Klerman 等人编纂成册并广泛使用。

2. IPT 的治疗目标是针对患者的核心症状，即情绪障碍，而非改变性格，与其他心理治疗方法不完全一样，它不强调病因学以及因果的关系。

3. IPT 一般被分成三个阶段：第一阶段包括评估诊断和建立治疗关系，了解病人的病情、生活事件、人际关系等情况；中期阶段是治疗的核心阶段，治疗师围绕患者的主要人际问题展开工作；最后阶段的重点是巩固疗效，提高患者的自信心和独立性，使患者发展出掌控自己人际关系的能力。

4. 患者的人际问题不同，治疗师的任务也不相同：常见的人际问题包括：悲伤反应、人际角色困扰、角色转换、人际缺陷。悲伤反应中的患者，治疗师需抚平患者的悲伤情绪并帮助患者发展新的活动与关系。人际角色困扰的患者，治疗师需协助患者全面分析这些人际关系及问题的本质和处理方案。角色转换困难的患者，治疗师的任务是协助患者应对改变，通过启发帮助患者觉察新角色的优缺点来使其接受新的角色。人际缺陷的患者，治疗者需关注患者可改变的方面，帮助患者建立新的人际关系和行为模式，避免单调的角色和与社会隔绝。

5. 在 IPT 中，治疗师必须完成五个基本任务：①治疗师必须建立强大的治疗联盟，创造一个具有高度融入和归属感的治疗环境。②治疗师必须确定患者有哪些适应不良的沟通方式，通过识别患者在治疗之外的人际领域和治疗关系中发生的不良人际沟通模式来帮助患者理解什么是合适的沟通方式。③治疗师必须帮助患者了解自己的适应不良的沟通方式是什么风格。④治疗师必须帮助患者修改沟通方式并实践这些变化，通过发展和实践新的行为方式来帮助患者改变原有的沟通方式。⑤治疗师必须协助患者建立更好的社会支持网络，学会利用当前可获得的社会支持，鼓励患者识别现有和潜在的支持来源，并尝试建设性地利用它们。

6. IPT 的适应证与评价：①情绪障碍：IPT 适用于治疗重性抑郁障碍。在治疗抑郁症患者、围生期妇女、青少年抑郁症和老年抑郁症患者上 IPT 同样有效。IPT 在辅助治疗复发性抑郁症上有效。IPT 适用于恶劣心境的治疗，并作为双相情感障碍药物的辅助治疗，旨在稳定昼夜活动，特别是帮助控制睡眠模式，从而避免躁狂发作。②非情绪障碍：IPT 作为社交恐惧症、创伤后应激障碍以及具有明显的人际成分的焦虑症和饮食失调、临界人格障碍、原发性失眠的辅助治疗都有进一步发展的可能。

(三) 艺术疗法

1. 艺术疗法(art psychotherapy) 是以多种艺术形式(包括绘画、音乐、舞蹈、雕塑等)为媒介进行心理咨询与治疗的方法。可以反映出个人的人格发展、人格特质和潜意识。

2. 艺术治疗是利用艺术创作过程来改善和增强所有年龄段个人的身心健康,建立在艺术自我表达的创作过程的基础上,帮助人们解决冲突和问题,发展人际关系技巧,管理行为,减轻压力,增加自尊和自我意识,增强接受治疗者的洞察力。

3. 艺术疗法可以在各种不同的设置中进行,艺术治疗师可以根据接受治疗者的需要,改变艺术疗法的目标和艺术疗法的方式。治疗中常用的艺术形式包括绘画、雕刻、摄影和数字艺术。常用方法包括以人为中心、认知、行为、格式塔、叙事、阿德勒、家庭(系统)疗法等。

4. 常见的艺术疗法包括绘画疗法、音乐疗法、舞蹈疗法、心理剧疗法等。

5. 艺术疗法是通过非言语的交流表达接受治疗者的情感与内心,该种治疗方法被建议用于以下疾病:儿童创伤、癌症、诵读困难、注意力不集中、痴呆、孤独症和精神分裂症等。

习题

一、名词解释

艺术疗法

二、填空题

1. 积极心理干预(positive psychological interventions,PPI)通常分为七类形式:品尝式经历、________、________、________、建立对未来的希望、识别和运用自己的优点、建立对自我和他人的同情心。

2. 人际心理治疗(interpersonal psychotherapy,IPT)是一种短期的、具可操作性的心理治疗,旨在减轻患者心理上的痛苦并改善患者的人际交往。IPT 专注于________。

3. 艺术疗法可以反映出个人的________、________和潜意识。

三、选择题

【A1 型题】(单句型最佳选择题)

1. 符合关于积极心理干预的描述是
   A. 强调现在与将来,不纠缠于过去,强调人的自主自立,自己对自己负责
   B. 不去改变外界事件,而是通过改变人们对事件的态度、看法、评价来解决人们情绪困扰的问题
   C. 通过有意向的活动培养积极的态度、积极的行为或积极的认知,以增强幸福感
   D. 人的异常行为是习得,是行为结果被强化的结果
   E. 积极心理干预是减少负面状态(如抑郁,焦虑)的活动

2. IPT 取向的治疗师,最关注来访者的哪部分内容
   A. 潜意识　　B. 遭遇的事件　　C. 认知
   D. 人际关系　　E. 行为、情绪

3. 以下**不符合**关于艺术疗法的描述是
   A. 艺术创作主要反映的是来访者的认知

B. 是一种表达性心理治疗
C. 包括治疗师、来访者、艺术创作等三要素
D. 基于投射、表达、象征、升华、外化等原理
E. 可以反映出个人的人格发展、人格特质和潜意识

4. 关于艺术疗法的适应一下描述**不恰当**的是
A. 儿童创伤　　B. 癌症　　C. 痴呆
D. 精神分裂症稳定期　　E. 精神分裂症急性期

5. 在 IPT 中，治疗师必须完成几个基本任务
A. 3 个　　B. 4 个　　C. 5 个
D. 6 个　　E. 7 个

四、问答题

1. 人际心理治疗师在心理治疗中必须完成的五个基本任务是什么？
2. 思考：艺术疗法对比传统的谈话疗法优势是什么？
3. 简述积极心理干预常用的干预手段有哪些？

参考答案

一、名词解释

艺术疗法：是以多种艺术形式（包括绘画、音乐、舞蹈、雕塑等）为媒介进行心理咨询与治疗的方法。

二、填空题

1. 学习感恩和表达谢意　练习善意的行为　以追求生命意义为导向的活动
2. 人际关系
3. 人格发展　人格特质

三、选择题

1. C　2. D　3. A　4. E　5. C

四、问答题

1. 人际心理治疗师在心理治疗中必须完成的五个基本任务是什么？

答：①治疗师必须建立强大的治疗联盟，创造一个具有高度融入和归属感的治疗环境；②治疗师必须确定患者有哪些适应不良的沟通，通过识别患者在治疗之外的人际领域和治疗关系中发生的不良人际沟通模式来帮助患者理解什么是合适的沟通方式；③治疗师必须帮助患者了解自己的适应不良的沟通方式是什么风格，治疗师需要了解患者沟通的方式，患者对沟通的回应，以及患者的沟通方式如何延续；④治疗师必须帮助患者修改沟通方式并实践这些变化，通过发展和实践新的行为方式来帮助患者改变原有的沟通；⑤治疗师必须协助患者建立更好的社会支持网络，学会利用当前可获得的社会支持。

IPT 治疗师通过以上 5 个任务用于帮助患者改善人际沟通，解决人际关系问题并更充分地发展和利用自身的社会支持系统。

2. 思考：艺术疗法对比传统的谈话疗法优势是什么？

答：艺术疗法是以艺术为介质进行心理辅导与治疗的方法，以一种非口语的方式来介入。从 Sperry 的割裂脑实验中得知人处理言语信息和感觉信息不是在同一个大脑半球，深藏在潜意识中

的情感，难以从无意识状态上升到意识状态，通过语言未必能够将其表达出来。所以对于情感类心理问题，艺术疗法通过右半球主管的艺术活动来解决右半球主管的情感问题，可能会比谈话疗法具有更好的疗效。

在来访者的表达方面，艺术疗法中艺术符号的隐蔽性和象征性能够避开社会道德的管束，使来访者可以安全地释放内心的情感和冲动，自由地表达压抑的想法和感受，使内心不被接纳的力量得到宣泄和升华。

由于艺术治疗治疗形式的独特性，它的适用人群非常广泛，除了正常人群以外，对于一些存在言语障碍、智能低下、自闭症或患有精神障碍等在语言上沟通困难的，难以通过谈话疗法治疗的来访者，艺术疗法具有良好的治疗效果。

3. 简述积极心理干预常用的干预手段有哪些？

答：常用的干预手段包括：建立积极的关系、设立积极的目标、强化积极的经验、见诸积极的行动、探索改变的意义等。

（曾勇　刘芳）

十一、危机干预

（一）危机（crisis）

是指超越个体或者群体承受力的事件或境遇，导致个体处于心理失衡状态。换句话说，危机是指个体运用固有应对应激的方式或机制仍不能处理目前所遇到的外界或内部应激时，所表现出一种偏离常态的反应。

（二）危机分类

根据 James 和 Gilliland 对危机的分类，危机可分为四类：①发展性危机：是指在正常成长和发展过程中急剧变化所导致的异常反应；②境遇性危机：是指当出现罕见或超常事件，并且个体无法预测和控制时出现的危机；③存在性危机：是指伴随着重要的人生问题，如关于人生的自由、责任、意义等出现了内部冲突和焦虑；④环境性危机：是根据生态系统的观点，指当自然或人为的灾难降临到某人或某一群人时，这些人身陷其中，反过来又影响生活中的其他人。

（三）危机干预（crisis intervention）

是对处于困境或遭受挫折的人予以关怀和短程帮助的一种方式。危机干预是在短期心理治疗基础上发展起来的治疗方法，主要以解决问题为目的，强调时间紧迫性和效果，不涉及来访者的人格矫正。

（四）危机干预的评估

在危机干预的实施方法中，评估是非常重要的一步，具体包括六部分：对危机的评估要全面、对危机的评估要快速、对自杀风险的评估、危机评估的询问技巧、附加信息的佐证作用以及儿童评估的特殊性。

（五）危机干预的实施步骤

具体步骤包括六部分：明确危机问题、确保当事人的安全、提供支持、诊察可供选择的方案、制订计划和获取承诺。

（六）危机干预的主要技术

主要技术包括：心理急救技术、支持性技术、稳定化技术、问题解决技术、危机事件应激晤谈技术和哀伤处理技术。

(七) 适应证和评价

具体包括：①个人和群体性灾难的受害者，重大事件目击者，有伤害自身和他人企图等人群的心理干预。②遭遇财产、职业、躯体、爱情、地位、尊严等的严重丧失。③对新的环境或状态的适应障碍。④长期的难以摆脱的人际紧张或严重的持续的人事纠纷等。

习题

一、名词解释

1. 危机
2. 危机干预

二、填空题

1. James 和 Gilliland 对危机分为________危机、________危机、________危机和________危机四类。

2. 危机干预主要以________为目的，强调时间紧迫性和效果，不涉及对当事人的人格矫正。

三、选择题

【A1 型题】(单句型最佳选择题)

1. 当出现罕见或超常事件，并且个体无法预测和控制时出现的危机是
A. 发展性危机　B. 境遇性危机　C. 存在性危机
D. 现实性危机　E. 环境性危机

2. 个体遭遇创伤情境时更多地表现出人的
A. 生物属性　B. 心理属性　C. 社会属性
D. 道德属性　E. 精神属性

3. 关于危机干预的实施技巧，描述错误的是
A. 评估以富有同情的、无威胁的陈述和询问开始
B. 从与患者相熟的人那里获得附加的信息
C. 对青少年干预对象说明面谈中获得的信息是保密的
D. 鼓励小男孩应坚强勇敢，不要哭泣，不要悲伤
E. 帮助儿童理解灾祸

四、问答题

1. 简述危机干预的实施步骤。
2. 简述危机干预的主要技术。

参考答案

一、名词解释

1. 危机：是指超越个体或者群体承受力的事件或境遇，导致个体处于心理失衡状态。换句话说，危机是指个体运用固有应对应激的方式或机制仍不能处理目前所遇到的外界或内部应激时，所表现出一种偏离常态的反应。

2. 危机干预：是对处于困境或遭受挫折的人予以关怀和短程帮助的一种方式。

二、填空题

1. 发展性　境遇性　存在性　环境性

2. 解决问题

三、选择题

1. B　　2. A　　3. D

四、问答题

1. 简述危机干预的实施步骤。

答：危机干预的步骤包括以下六个部分：

明确危机问题、确保当事人的安全、提供支持、诊察可供选择的方案、制订计划和获取承诺。

2. 简述危机干预的主要技术。

答：危机干预的主要技术包括以下几点：

心理急救技术、支持性技术、稳定化技术、问题解决技术、危机事件应激晤谈技术和哀伤处理技术。

（薛云珍　张 健）

十二、临床心理会诊服务

（一）概述

“临床心理会诊”（clinical psychological consultation）一方面指各科医生要随时注意观察和评估病人的心理状况，自然地使用相关技巧把心理服务融入医患沟通、医患关系及本专科的日常诊疗流程之中。同时，当患者存在的心理问题较严重、复杂，自己不能解决时，则应邀请精神科医生、心理治疗师等来会诊，进行心理评估和处理。

临床心理会诊服务对临床和管理的意义：

1. 通过促进患者症状改善，可以减少过度检查和治疗、缩短平均住院日、降低医疗费用、并提高医疗服务品质。

2. 提高医务人员医患沟通的能力和技巧，改善医患关系，提高患者满意度，降低医患矛盾和医疗纠纷的风险，可以减轻医务人员心理压力和应激。

3. 向临床各科室传播和演示实践新医学模式的技巧，帮助其他科室医务人员形成诊治病人过程中的整体思维。

（二）方法

1. 多维观察、诊断与解释　培养临床工作者的整体观和全面看待分析临床问题的能力。

（1）由宏观到微观的不同观察视野来认识心身问题。

（2）对心身医学问题进行系统分析。

2. 综合治疗策略

（1）躯体疾病治疗：积极治疗躯体原发病是解决心理障碍的前提。

（2）精神药物治疗在处理躯体疾病的同时，对有指征的患者应该合理使用精神科药物。

（3）心理治疗：心理治疗是一种以助人为目的的专业性人际互动过程。通过言语和非言语的方式影响患者或其他来访者，可引起心理、行为和躯体功能的积极变化，达到治疗疾病、促进康复的目的。

临床心理会诊中使用的心理治疗技术分为两大类：

1）解释、支持及建立关系技术：为心理治疗的一般性治愈机制，相对容易掌握。可由临床各科室医务人员应用于上述日常工作过程中的各种互动，包括医务人员之间、医生与患者及其家属之间，能够发挥非特异性的心理治疗效果。

巴林特小组（Balint group）是非精神/心理科医生学习医患沟通技巧、以及一般性心理支持技术的有效途径。巴林特小组由匈牙利精神分析学家米歇尔·巴林特（Michael Balint）20世纪五六十年代创立，是一种以小组讨论的形式对医生进行临床督导的过程。在督导过程中注重不断启发医生应用"生物-心理-社会"医学模式的眼光去理解疾病的发生、发展，并重新思考医患关系及其对自身和患者治疗的影响。通过巴林特小组的训练可以显著提高医务人员实践心身医学的基本技能，提高医疗服务质量，同时在改善医患关系，以及降低医务人员心理应激方面也有重要的价值。

2）促进变化的技术：为心理治疗的特殊治愈机制，是针对特定心理问题（如心理创伤、严重的家庭人际冲突等），系统实施的特殊心理治疗形式，需要由接受过专门培训的人员实施。具体技术参见本章前几节内容。

（4）社会网络支持：患者疾病的改善和稳定需要持续的社会支持。可以提供支持的系统包括：家庭系统（配偶、父母、同胞、子女等）、同类疾病的交流互助小组（如乳腺癌）、政府和机构（如居民委员会、单位）等。

（三）适应证及评价

国内越来越多的综合医院开始重视临床心理会诊服务工作，其在改善医患关系、预防或消解医患冲突、保障病人安全、预防患者自杀、缩短住院周期、降低医疗成本、提高医务人员心理素质与能力等方面，取得非常好的效果。

临床心理会诊服务的适应证包括：

1. 心身疾病（也称为生理心理性障碍） 如原发性高血压病、冠状动脉硬化性心脏病、肠易激综合征、2型糖尿病。这类疾病的特点是，均有躯体方面器质性的病变，但其发生、发展、转归、结局与心理、社会、文化因素有较密切的关系。

2. 轻性精神障碍 包括应激相关障碍、焦虑障碍、躯体形式障碍、心境障碍中的抑郁障碍，以及睡眠障碍，还有儿童少年情绪及品行障碍等，也是临床心理会诊的主要内容。

3. 精神障碍共患躯体疾病 精神障碍的患者也可以因发生了躯体疾病而在其他各临床科室就诊和住院治疗。常见而严重的问题如：意识障碍背景下出现的谵妄、严重抑郁所致自伤和自杀、慢性精神障碍和神经性厌食的营养不良等。

4. 处理与生病、求医环境及诊疗流程相关的心理反应 罹患躯体疾病可能带来强烈心理反应，如急性发作的疾病、外伤、肿瘤等都会迅速引起焦虑、恐慌、茫然，慢性疾病常导致虚弱感、行为退化和依赖、悲观、绝望。在需要在所有医疗环节加以注意和处理，通过友好环境、友善沟通，娴熟、安全、有效、经济的诊疗安排和操作，尽量减轻此类反应。

5. 其他 如临终关怀、群体性事件的心理干预、协助其他科室处理医患冲突和纠纷等。

习题

一、名词解释

1. 临床心理会诊服务

2. 巴林特小组

二、选择题

【A1 型题】(单句型最佳选择题)

1. 临床心理会诊服务提供的综合治疗策略**不正确**的是

A. 躯体疾病治疗 B. 不需要精神药物治疗 C. 心理治疗

D. 增强社会网络支持 E. 巴林特小组

2. 在临床心理会诊进行多维观察、诊断与解释过程中,描述**错误**的是

A. 考察患者的社会 - 文化背景

B. 关注患者的人际系统

C. 评估患者的个体心理特征与行为

D. 不必关注患者躯体情况

E. 需要对患者的躯体和心理状态进行整合性的、系统性的分析

3. 临床心理会诊服务中加强患者社会支持网络的工作**不包括**

A. 参加同类疾病交流互助小组 B. 行为训练

C. 得到政府或机构的支持 D. 获得家人支持

E. 进行疾病健康教育

【A2 型题】(病例摘要型最佳选择题)

4. 55 岁,男,单位中层领导。因发作性心慌、胸闷、濒死感 3 月入院,入院以后的处置中不正确的是

A. 进行躯体检查和实验室检查确定是否存在躯体疾病

B. 评估患者的应激水平、个性、家庭支持等情况

C. 给予患者心理支持,以及疾病知识教育

D. 如果排外躯体疾病,可以直接让患者出院

E. 如果排除躯体疾病,可以申请临床心理会诊服务

三、问答题

临床心理会诊服务的适应证包括哪些?

参考答案

一、名词解释

1. 临床心理会诊服务:指各科医生要随时注意预防和发现临床各科病人出现的心理问题,自然地把心理服务融入医患沟通、医患关系及本专科的日常诊疗流程之中。如果问题较严重、复杂,自己不能解决,则应邀请精神科医生、心理治疗师来会诊处理。

2. 巴林特小组:巴林特小组(Balint group)是一种以小组讨论的形式对医生进行临床督导的过程。巴林特小组强调“以患者为中心”,倡导人文关怀,坚持心身合一,在督导过程中着重不断启发医生应用“生物 - 心理 - 社会”医学模式的眼光去理解疾病的发生、发展,并重新思考医患关系及其对自身和患者治疗的影响。通过巴林特小组的训练可以显著提高医务人员实践心身医学的基本技能,提高医疗服务质量,同时在改善医患关系、以及降低医务人员心理应激方面也有重要的价值。

二、选择题

1. B 2. D 3. B 4. D

三、问答题

临床心理会诊服务的适应证包括哪些？

答：⑴ 心身疾病（也称为生理心理性障碍）：如原发性高血压病、冠状动脉硬化性心脏病、激惹结肠综合征、2型糖尿病、代谢综合征、神经性皮炎、类风湿关节炎、肿瘤等疾病等。

⑵ 轻性精神障碍：包括应激相关障碍、焦虑障碍、躯体形式障碍、心境障碍中的抑郁障碍，以及睡眠障碍，还有儿童少年情绪及品行障碍等，是临床心理会诊的主要内容。

⑶ 精神障碍共患躯体疾病：精神障碍的患者也可以因发生了躯体疾病而在其他各临床科室就诊和住院治疗。在这种情况下临床心理会诊可协助处理患者的精神障碍，稳定患者的情绪和精神状态，保证对躯体疾病的治疗顺利完成。

⑷ 处理与生病、求医环境及诊疗流程相关的心理反应。

⑸ 其他：如临终关怀、群体性事件的心理干预、协助其他科室处理医患冲突和纠纷等。

（康传媛）